Auf einen Blick

Pronunciación y expresiones generales
Aussprache und allgemeine Redewendungen
1

Cartas de solicitud y certificados
Bewerbungsschreiben und Zeugnisse
2

Las partes del cuerpo
Die einzelnen Körperteile
3

Anamnesis
Anamnese
4

Examen, diagnóstico y resultados
Untersuchung, Diagnostik und Befund
5

Vocabulario ordenado por especialidad
Begriffe einzelner medizinischer Fachgebiete
6

Ejemplos de casos médicos
Fallbeispiele
7

En el hospital
Im Krankenhaus
8

Abreviaturas
Abkürzungen
9

Laborwert-Übersicht
10

Anhang
11

Wörterbuch
12

D1742525

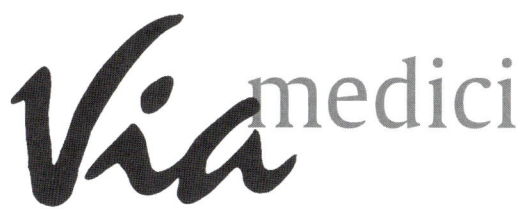

Thomas Stegemann
Karen Hamel
José Martínez Marín

Spanisch für Mediziner
Lenguaje médico español

2., vollständig überarbeitete und erweiterte Auflage

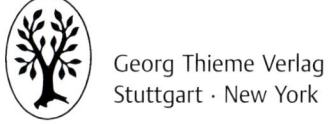

Georg Thieme Verlag
Stuttgart · New York

*Bibliografische Information
der Deutschen Nationalbibliothek*

Die Deutsche Nationalbibliothek verzeichnet diese Publikation in der Deutschen Nationalbibliografie; detaillierte bibliografische Daten sind im Internet über http://dnb.d-nb.de abrufbar.

1. Auflage 2001

Wichtiger Hinweis: Wie jede Wissenschaft ist die Medizin ständigen Entwicklungen unterworfen. Forschung und klinische Erfahrung erweitern unsere Erkenntnisse, insbesondere was Behandlung und medikamentöse Therapie anbelangt. Soweit in diesem Werk eine Dosierung oder eine Applikation erwähnt wird, darf der Leser zwar darauf vertrauen, dass Autoren, Herausgeber und Verlag große Sorgfalt darauf verwandt haben, dass diese Angabe **dem Wissensstand bei Fertigstellung des Werkes** entspricht.

Für Angaben über Dosierungsanweisungen und Applikationsformen kann vom Verlag jedoch keine Gewähr übernommen werden. **Jeder Benutzer ist angehalten**, durch sorgfältige Prüfung der Beipackzettel der verwendeten Präparate und gegebenenfalls nach Konsultation eines Spezialisten festzustellen, ob die dort gegebene Empfehlung für Dosierungen oder die Beachtung von Kontraindikationen gegenüber der Angabe in diesem Buch abweicht. Eine solche Prüfung ist besonders wichtig bei selten verwendeten Präparaten oder solchen, die neu auf den Markt gebracht worden sind. **Jede Dosierung oder Applikation erfolgt auf eigene Gefahr des Benutzers.** Autoren und Verlag appellieren an jeden Benutzer, ihm etwa auffallende Ungenauigkeiten dem Verlag mitzuteilen.

© 2001, 2007 Georg Thieme Verlag KG
Rüdigerstraße 14, D-70469 Stuttgart
Unsere Homepage:
http://www.thieme.de

Satz: primustype R. Hurler GmbH, 73274 Notzingen
Druck: Druckhaus Götz GmbH, Ludwigsburg
Umschlaggestaltung: Thieme Verlagsgruppe
Zeichnungen: Angelika Kramer, Stuttgart
Regina Bracht, Witten

ISBN 978-3-13-129912-3
  1 2 3 4 5 6

Vorwort zur 2. Auflage

Zunächst einmal möchten wir uns bedanken für das positive Echo, das wir in den vergangenen fünf Jahren auf unser Buch erhalten haben. Dies sowie die weiter steigende Nachfrage haben uns motiviert, uns an der Überarbeitung und Erweiterung der ersten Auflage zu versuchen. Dabei haben wir uns bemüht, die vielen Anregungen und die konstruktive Kritik, die wir von unseren LeserInnen bekommen haben, zu berücksichtigen. Neben einem erweiterten Vokabular, dessen Anwendung durch einen wörterbuchartigen Anhang anstatt eines Index erleichtert sein sollte, ist vor allem die beiliegende Audio-CD als Neuerung zu erwähnen. Mit dieser Audio-CD hoffen wir, unser Buch noch lebendiger und praxisnaher gestalten zu können. Insbesondere Aussprache und Sprachverständnis sollen auf diese Weise geübt und verbessert werden. Zusätzlich erlaubt die Tabelle mit den wichtigsten Normalwerten eine schnelle Orientierung im klinischen Alltag.

Zur Überarbeitung und Erweiterung der ersten Auflage haben folgende Personen dankenswerterweise beigetragen: Mauricio Hamel, Hedda Stegemann und Olaf Suben Rivera, Mathias Mayer, Glen López und Tania Pelayo. Herrn Dr. Jochen Neuberger vom Thieme-Verlag danken wir für die professionelle Betreuung und konstruktive Zusammenarbeit.

Hamburg, Kiel und Marin (CH) im Januar 2007

Adressen

Dr. med. Thomas Stegemann
Im Tale 20
20251 Hamburg

Karen Hamel
Rte des Couviers 18
CH-2074 Marin
Schweiz

José Martínez Marín
Hardenbergstraße 30
24118 Kiel

Vorwort zur 1. Auflage / Prólogo

„Todo se arreglará"*

Was einem alles spanisch vorkommen kann…

Angefangen hat alles mit einem Spanischkurs für Anfänger. Wie wahrscheinlich die meisten der über 100 Studierenden in dem völlig überfüllten Hörsaal wollten auch wir „nur mal so reinschnuppern". Als dann aber die Pläne für eine Famulatur in Südamerika konkreter wurden, intensivierten wir unsere Sprachstudien in Kleingruppen am „Instituto de lengua y cultura española" in Kiel. Dort lernten wir den Spanisch-Dozenten José Martínez Marín kennen.

Auf der gemeinsamen Suche nach geeignetem Lehrmaterial zur Vorbereitung auf die sprachlichen Anforderungen im Krankenhaus mussten wir feststellen, dass es im deutschsprachigen Raum keine entsprechende Literatur gab. Daraufhin entwickelten wir zusammen mit unserem Spanischlehrer das Konzept für das nun vorliegende Buch. In Famulaturen in Spanien und Südamerika hatten wir die Gelegenheit, das Manuskript zu testen und zu überarbeiten.

Mit „Spanisch für Mediziner" ist nun ein Buch entstanden, das sowohl Medizinstudenten und Ärzten als auch anderen im medizinischen Bereich Tätigen die Möglichkeit gibt, sich gezielt und effektiv auf den Klinikalltag im spanischsprachigen Ausland vorzubereiten. Außerdem ist es als Buch „für die Kitteltasche" zum schnellen Nachschlagen und als Formulierungshilfe vor Ort konzipiert.

Somit ergänzt es zum einen die Thieme-Sprachreihe (Englisch und Französisch für Mediziner) um einen Band einer weiteren Weltsprache und schließt zum anderen die Lücke, die es bisher im Bereich deutsch-spanischer Lehr- und Wörterbücher für Medizin gab.

Der Schwerpunkt unseres Buches liegt auf der Anwendbarkeit des Erlernten im Stationsalltag und orientiert sich an unseren eigenen Erfahrungen im „Dschungel des Verstehens und Verstandenwerdens": Der Spanisch-Anfänger findet einen „Rettungsring", um sich mit Hilfe der vorgegebenen Formulierungen über Wasser zu halten, der Fortgeschrittene wird seinen Sprachschatz um wichtige Fachausdrücke und Redewendungen erweitern können.

---

* „Alles wird gut."

Wir danken unseren Eltern (besonders Dr. H. Stegemann), unseren Mitbewohnern (vor allem Lutz Helmbrecht und Mareike Walkusch), Corinna und Mauricio, Dr. Blas Jiménez, Dr. Stefan Köhler, Dr. Iglesia, Dr. González, Familie López-Prieto, Ercan, Kai und Javi sowie allen anderen deutschen, peruanischen und spanischen Ärztinnen und Ärzten, die uns bei der Fertigstellung des Buches geholfen haben.

Allen Leserinnen und Lesern wünschen wir viel Erfolg und Spaß mit „Lenguaje médico español" und freuen uns über zahlreiche Erfahrungsberichte, Anregungen und Kritik.

Kiel, im September 2001

Thomas Stegemann
Karen Hamel
José Martínez Marín

Meiner Mutter und meinem Vater
zum 60. Geburtstag.   *T. S.*

Meinen Eltern
in Liebe und Dankbarkeit.   *K. H.*

A todos los optimistas
porque hacen este mundo un poco
mejor.   *J. M. M.*

Los autores

Karen Hamel

Karen Hamel, 1972 in St. Louis Park geboren, hat nach einer MTA-Ausbildung in Halle und Kiel Medizin studiert. Famulaturen führten sie in die USA, nach Indien, Peru und Spanien. Ihr PJ hat sie in der Schweiz, in Frankreich und in Deutschland absolviert. Heute ist sie Assistenzärztin in der Gynäkologie und lebt mit ihrem Mann, einem Schweiz-Peruaner, und ihren zwei Kindern in der Nähe von Neuchâtel.

Dr. med. Thomas Stegemann

Ebenfalls Jahrgang 1972, Gitarrenstudium am Musicians Institute in Los Angeles, USA. Medizinstudium in Mainz und Kiel mit Famulaturen bzw. PJ-Tertial in Madrid und Peru. Arzt im Praktikum an der Universitätsklinik für Psychiatrie und Psychotherapie in Tübingen. Fernstudium und Diplom-Abschluss „BWL für Ärztinnen und Ärzte", Bonn. 2002–2005 Diplom-Aufbaustudium Musiktherapie an der Hochschule für Musik und Theater, Hamburg (Prof. Decker-Voigt). Seit 2002 Wissenschaftlicher Mitarbeiter an der Klinik und Poliklinik für Kinder- und Jugendpsychiatrie und Psychotherapie des Universitätsklinikums Hamburg-Eppendorf (Prof. Riedesser). Dort auch Koordinator der Forschungsgruppe Neuroimaging (strukturelle und funktionelle Bildgebung des Gehirns).

José Martínez Marín, geboren 1970 in Granada (Spanien), kam nach Beendigung des Soziologiestudiums an der Universität von Alicante im Herbst 2004 nach Kiel, wo er ein Zweitstudium in den Fächern Romanistik und Psychologie an der Christian-Albrechts-Universität (CAU) Kiel absolvierte. 1997 begann er als Dozent im Fachbereich Spanisch am dortigen Romanischen Seminar. Seit Januar 2000 ist Herr Martínez als Direktor des Instituts für Spanische Sprache und Kultur in Kiel tätig. Von Oktober 2004 bis März 2006 war er als Leiter der Abteilung Multimedia, Sprachlabor und fachübergreifende Sprachkurse des Zentrums für Fremdsprachenausbildung I-T und Medieneinsatz der CAU Kiel als wissenschaftlicher Mitarbeiter beschäftigt. Seit April 2006 leitet er den Fachbereich Spanisch im Sprachenzentrum der Fachhochschule Kiel.

Índice

1 Pronunciación y expresiones generales 2

1.1 El alfabeto español/Das spanische Alphabet 2

1.2 Reglas de acentuación 6

1.3 Los números 7

1.4 Los días de la semana 8

1.5 Los meses del año 8

1.6 La hora 8

1.7 Expresiones generales 9

1.8 Marcadores (adverbios) de tiempo 10

1.9 Colores 11

1.10 Internet 11

2 Cartas de solicitud y certificados 12

2.1 Asunto: prácticas en enfermería 12

2.2 Prácticas de medicina (Famulatur) 14

2.3 Prácticas obligatorias (Praktisches Jahr) 16

2.4 Carta de recomendación 18

2.5 Certificado de prácticas 18

2.6 Certificado de reconocimiento de equivalencia entre hospitales 20

2.7 PJ-Bescheinigung 22

2.8 Currículum vitae 23

2.9 Famulatur-/PJ-Checkliste 24

3 Las partes del cuerpo 26

4 Anamnesis 40
   Datos personales 40
   Enfermedad actual 40
   Dolores 40
   Enfermedades anteriores 44

Inhaltsverzeichnis

1	**Aussprache und allgemeine Redewendungen**	3
1.1	**Das spanische Alphabet**	3
1.2	**Betonungen und Akzente**	6
1.3	**Zahlen**	7
1.4	**Die Wochentage**	8
1.5	**Die Monate**	8
1.6	**Die Uhrzeit**	8
1.7	**Allgemeine Ausdrücke**	9
1.8	**Zeitangaben**	10
1.9	**Farben**	11
1.10	**Internet**	11
2	**Bewerbungsschreiben und Zeugnisse**	13
2.1	**Krankenpflegepraktikum**	13
2.2	**Famulatur**	15
2.3	**Praktisches Jahr**	17
2.4	**Empfehlungsschreiben**	19
2.5	**Famulaturzeugnis**	19
2.6	**Äquivalenzbescheinigung PJ**	21
2.7	**PJ-Bescheinigung**	22
2.8	**Currículum vitae**	23
2.9	**Famulatur-/PJ-Checkliste**	24
3	**Die einzelnen Körperteile**	27
4	**Anamnese**	41
	Personalien	41
	Aktuelle Erkrankung	41
	Schmerzen	41
	Frühere Krankheiten	45

Anamnesis de medicamentos 44
Anamnesis social y profesional 46
Anamnesis familiar 46
Anamnesis vegetativa 46
El alta 48
Conversación con la familia/los parientes 50

Aufnahmebogen 52

Visita al médico 53

5   **Examen, diagnóstico y resultados** 58

5.1 **La cabeza y el cuello** 58
La movilidad 58
Los ojos 58
Los oídos 58
La nariz 60
La boca y la garganta 60
El cuello 62

5.2 **Órganos del pecho** 62
El tórax 62
La columna vertebral 62
Las mamas 64
Los pulmones 64
El corazón 66

5.3 **El abdomen** 68

5.4 **Examen rectal** 70

5.5 **Los genitales** 70

5.6 **Las extremidades** 70

5.7 **El estado neurológico** 72
El sistema nervioso central (SNC) 72
El sistema nervioso periférico (SNP) 72
Los pares craneales 74

5.8 **El fin del examen** 78

5.9 **La presentación del paciente** 78

5.10 **Rayos X** 80

5.11 **Electrocardiograma (ECG, EKG)** 81

5.12 **Sonografía (Ultrasonido)** 82

Medikamentenanamnese 45
Berufs- und Sozialanamnese 47
Familienanamnese 47
Vegetative Anamnese 47
Entlassung 49
Gespräch mit Angehörigen 51

Aufnahmebogen 52

Der Arztbesuch (Übersetzung) 56

5   **Untersuchung, Diagnostik und Befund** 59

5.1 **Kopf und Hals** 59
Beweglichkeit 59
Augen 59
Ohren 59
Nase 61
Mund und Rachen 61
Hals 63

5.2 **Brustorgane** 63
Thorax 63
Wirbelsäule 63
Mammae 65
Lungen 65
Herz 67

5.3 **Abdomen** 69

5.4 **Rektale Untersuchung** 71

5.5 **Genitalien** 71

5.6 **Extremitäten** 71

5.7 **Neurologischer Status** 73
Zentrales Nervensystem (ZNS) 73
Peripheres Nervensystem (PNS) 73
Hirnnerven 75

5.8 **Abschluss der Untersuchung** 79

5.9 **Patientenvorstellung** 79

5.10 **Röntgen** 80

5.11 **EKG** 81

5.12 **Sonographie (Ultraschall)** 82

6 **Vocabulario ordenado por especialidad** 84

6.1 **Medicina interna y cirugía** 84

El sistema cardiovascular/La respiración 84
Dolores de pecho 84
Tos y falta de aire 86
Asma 88

El abdomen 90
Dolores abdominales 90
Náuseas y vómitos 92
Diarrea 92
Estreñimiento 92
Ictericia 94
Hemorragia gastrointestinal superior 94
Hemorragia rectal 96
Diabetes mellitus 96
Trombosis 96

El tracto genitourinario 98
Retención urinaria 98
Hematuria 98
Dolor en el escroto 100
Secreción del pene 100
El paciente de diálisis 102

La traumatología 102
Accidente automovilístico (choque) 102
Mordeduras de animales 104
Quemaduras/fuego/intoxicación por humo 104
Cortes 106

6.2 **Ginecología y obstetricia** 106
Flujo vaginal 106
Sangrado vaginal 108
Senos/pecho 112
Contracciones 112
El parto 114
Violación/acoso sexual 116

6.3 **Pediatría** 118
Enfermedades de la infancia 118
Anamnesis y examen en el niño 120
Fiebre 122
Dolor de oído 124

6	**Begriffe einzelner medizinischer Fachgebiete**	85
6.1	**Innere Medizin und Chirurgie**	85
	Herz-Kreislauf-System/Atmung	85
	Brustschmerzen	85
	Husten und Atemnot	87
	Asthma	89
	Abdomen	91
	Abdominale Schmerzen	91
	Übelkeit und Erbrechen	93
	Durchfall	93
	Verstopfung	93
	Ikterus	95
	Obere gastrointestinale Blutung	95
	Rektale Blutungen	97
	Diabetes mellitus	97
	Thrombose	97
	Urogenitaltrakt	99
	Harnverhalt	99
	Hämaturie	99
	Skrotumschmerzen	101
	Peniler Ausfluss	101
	Der Dialyse-Patient	103
	Traumatologie	103
	Autounfall (Zusammenstoß)	103
	Tierbisse	105
	Verbrennungen/Feuer/Rauchvergiftung	105
	Schnittverletzung	107
6.2	**Gynäkologie und Geburtshilfe**	107
	Vaginaler Ausfluss	107
	Vaginale Blutungen	109
	Brust	113
	Wehen	113
	Geburt	115
	Vergewaltigung/Sexuelle Belästigung	117
6.3	**Pädiatrie**	119
	Erkrankungen des Kindesalters	119
	Anamnese und Untersuchung beim Kind	121
	Fieber	123
	Ohrenschmerzen	125

Falta de aire 124
Dolor de vientre 124
Convulsiones o ataques epilépticos 126
Malformaciones genéticas 126
Comportamiento y alteraciones psíquicas 128

6.4 Dermatología 128
Enfermedades frecuentes 128

6.5 Neurología 134
Preguntas sobre la orientación 134
La punción lumbar 134
Dolor de cabeza 134
Mareos 136
Ataque de apoplejía 138
Ataque convulsivo 138

6.6 Psiquiatría 138
Estado de consciencia 138
Orientación 140
Percepción 140
Concepción 140
Pensamiento 140
Estado básico de ánimo/Estado emocional 142
Funciones mnésicas 142
Ideas paranoicas 142
Perturbaciones del "yo" 142
Síntomas obsesivos/fobias 144
Diagnósticos psiquiátricos (según CIE-10) 144
Diagnóstico psiquiátrico y terapia 146
El suicidio 146

6.7 Ortopedia 148
Dolor de espalda 148
Extremidades 150

6.8 Oftalmología 152

6.9 Otorrinolaringología 154
Dolor de garganta 154
Dolor de cuello 154
Hemorragia nasal 156
Dolor de oído 156

6.10 Odontología 158
Dolor de dientes 158

Luftnot 125
Bauchschmerzen 125
Krämpfe oder epileptische Anfälle 127
Angeborene Fehlbildungen 127
Verhalten und psychische Alterationen 129

6.4 Dermatologie 129
Häufige Erkrankungen 129

6.5 Neurologie 135
Fragen zur Orientiertheit 135
Lumbalpunktion 135
Kopfschmerzen 135
Schwindel 137
Schlaganfall 139
Krampfanfall 139

6.6 Psychiatrie 139
Bewusstseinslage 139
Orientierung 141
Wahrnehmung 141
Auffassung 141
Denken 141
Grundstimmung/Affekte 143
Mnestische Funktionen 143
Wahnideen 143
Ich-Störungen 143
Zwangssymptome/Phobien 145
Psychiatrische Diagnosen (nach ICD-10) 145
Psychiatrische Diagnostik und Therapie 147
Suizid 147

6.7 Orthopädie 149
Rückenschmerzen 149
Extremitäten 151

6.8 Augenheilkunde 153

6.9 Hals-Nasen-Ohren-Heilkunde 155
Halsschmerzen 155
Nackenbeschwerden 155
Epistaxis 157
Ohrenschmerzen 157

6.10 Zahnmedizin 159
Zahnschmerzen 159

6.11 Reanimación 158
Reanimación cardiopulmonar (RCP) 158
El equipamiento 160
Los medicamentos 162

7 Ejemplos de casos médicos 164

7.1 Caso 1 164

7.2 Caso 2 166

7.3 Caso 3 174

7.4 Caso 4 178

8 En el hospital 182

8.1 Instrumental médico y aparatos 182

8.2 El hospital 186

8.3 Sala de exploración 186

8.4 Habitación del paciente 187

8.5 Instrumentos quirúrgicos 190

8.6 Chirurgische Schnitte (Incisiones) 193

9 Abreviaturas 194

10 Laborwert-Übersicht 210

6.11 Reanimation 159
Kardiopulmonale Wiederbelebung 159
Ausrüstung 161
Medikamente 163

7   Fallbeispiele 165

7.1   Fall 1 165

7.2   Fall 2 167

7.3   Fall 3 175

7.4   Fall 4 (Geburtsbericht) 179

8   Im Krankenhaus 182

8.1   Medizinische Instrumente und Geräte 182

8.2   Krankenhaus 186

8.3   Untersuchungszimmer 186

8.4   Patientenzimmer 187

8.5   Chirurgische Instrumente 190

8.6   Chirurgische Schnitte (Incisiones) 193

9   Abkürzungen 194

10   Laborwert-Übersicht 210

**11   Anhang − Texte + Lösungen zur beiliegenden
        Audio-CD** 215

12   Wörterbuch 223

        Deutsch − Spanisch 223

        Spanisch − Deutsch 245

1 Pronunciación y expresiones generales

1

1.1 El alfabeto español / Das spanische Alphabet

Buch-stabe	span. Name	Aussprache	Beispielwort
a	a	[a]	cara ['kara] *Gesicht*
e	e	[ɛ]	hernia ['ɛrnja] *Hernie*
i	i	[i]	amigo [a'miɣo] *Freund*
o	o	[o]	bazo ['baθo] *Milz*
u	u	[u]	duro ['duro] *hart*
b	be	[b]	bazo ['baθo] *Milz*
		[β]	cabello [ka'βɛjo] *Haare*
c	ce	[k] vor *a, o, u* und *t*	cara ['kara] *Gesicht* cosa ['kosa] *Sache* curva ['kurβa] *Kurve* octubre [ok'tuβrɛ] *Oktober*
		[θ] vor *e* und *i*	ceja ['θɛxa] *Augenbraue*
ch	che	[tʃ]	Chile ['tʃilɛ]
d	de	[d]	dentadura [dɛnta'ðura] *Gebiss*
		[ð]	dentadura [dɛnta'ðura]
f	efe	[f]	
g	ge	[g]	garganta [gar'ganta] *Hals*
gu		[g]	guitarra [gi'tarra] *Gitarre*
		[ɣ]	agua ['aɣua] *Wasser*
		[x]	gente ['xentɛ] *Leute*

1 Aussprache und allgemeine Redewendungen

1.1 Das spanische Alphabet

Erläuterung	Kommentare
wie in G**a**lle wie in H**e**rpes wie in Kn**ie** wie in F**o**llikel wie in K**u**r	die spanischen Vokale werden immer offen, klar und halbkurz gesprochen
etwa wie in **B**auch kein deutscher Laut	*b* wird am Anfang der Silbe sowie nach *m* und *n* *etwas* weicher als im Deutschen ausgesprochen zwischen Vokalen sowie vor und nach Konsonanten (außer *m* und *n*) wird *b* viel weicher, zwischen den Lippen ausgesprochen
wie in **K**ur	
etwa wie in engl. <u>th</u>ing	im atlantischen Spanisch (Westandalusien, Kanaren und Lateinamerika) wird *c* vor *e* und *i* wie [s] (scharfes *s*) gesprochen
wie in Pri<u>tsch</u>e	
weicher als in **D**arm wie engl. o<u>th</u>er	am Satzanfang, nach *l* und *n* und nach einer Pause zwischen zwei Vokalen klingt *d* viel weicher, die Zungenspitze stößt nicht an den oberen Schneidezähnen hinten oben an, sondern vorne unten
	wird wie im Deutschen ausgesprochen
wie in **G**efäße wie in **G**efäße etwa wie in Pe**g**el wie in Bau<u>ch</u>	vor *a, o* und *u* vor *e* und *i* (das *u* ist stumm) zwischen Vokalen (aber nicht vor *e, i*) und vor *r* und *l*, ist weicher als [g] vor *e* und *i*

1

Buch-stabe	span. Name	Aussprache	Beispielwort
h	hache	–	hospital [ospi'tal] *Krankenhaus*
j	jota	[x]	enrojecida [ɛnrroxɛ'θiða] *gerötet*
k	ka	[k]	cara ['kara] *Gesicht*
l	ele	[l]	dolor [do'lor] *Schmerz*
ll	elle	[j]	camilla [ka'mija] *Trage*
		[λ]	camilla [ka'miλa]
m	eme	[m]	mano ['mano] *Hand*
n	ene	[n] [m]	mano ['mano] un brazo [um'braθo] *ein Arm*
ñ	eñe	[ɲ]	niño ['niɲo] *Kind*
p	pe	[p]	pomada [po'maða] *Salbe*
qu	ku	[k]	quimioterapia [kimiotɛ'rapja] *Chemotherapie*
r	erre	[r] [rr]	pero ['pɛro] perro ['pɛrro]/rubio ['rruβjo] *Hund/blond*
s	ese	[s]	señor [sɛ'ɲor] *Herr*
t	te	[t]	tabaco [ta'βako] *Tabak*
v	uve, ve	[b] [β]	vena ['bɛna] *Vene* la vena [la'βɛna] *die Vene*
w	uve doble, ve doble		Washington
x	equis	[ɣs] [s]	examen [ɛɣ'samɛn] *Examen* experto [ɛs'pɛrto] *Fachmann*
y	i griega, ye	[j]	yo [jo] *ich*
z	zeta	[θ] [s]	zinc [θink] *Zink* zinc [sink]/caza ['kasa] *Jagd*

Erläuterung	Kommentare
	das spanische *h* ist immer stumm
wie in Bau<u>ch</u>	
wie in <u>K</u>ur	*k* wird immer wie im Deutschen ausgesprochen
	wird wie im Deutschen ausgesprochen
wie in Koje	in den meisten Regionen Spaniens und Lateinamerika
etwa 'lie' in Fami<u>lie</u>	in sehr gepflegter Aussprache wie ein Verschmelzungslaut von *l* und *j*
	wird wie im Deutschen ausgesprochen
wie <u>n</u>iemand	wird meist wie deutsches *n* ausgesprochen vor *b, v, p, f* wird *n* wie *m* ausgesprochen
wie in Ko<u>gn</u>ak	
	wird etwas weicher als im Deutschen ausgesprochen
wie in <u>K</u>inn	*qu* kommt nur vor den Vokalen *e* und *i* vor
	wird rollend ausgesprochen wird am Wortanfang, nach *l, n* und *s* sowie als Doppelkonsonant immer stark rollend ausgesprochen
wie in Fu<u>ß</u>	wird immer scharf ausgesprochen
	etwas weicher als im Deutschen
	v und *b* haben im Spanischen die gleiche Aussprache (s. o. Buchstabe *b*)
	kommt nur in Fremdwörtern vor, wird wie in der jeweiligen Fremdsprache ausgesprochen (aber nicht sehr genau)
	wird etwa wie das deutsche *gs* ausgesprochen vor Konsonanten wird *x* wie ein [s] ausgesprochen
	siehe oben Buchstabe *ll*
wie engl. 'th'	vor allen Vokalen im atlantischen Spanisch (*s.o.* bei *c*) wird grundsätzlich wie [s] ausgesprochen

1.2 Betonungen und Akzente
Reglas de acentuación

	Beispiele
Bei Wörtern, die auf einem *Vokal, -n* oder *-s* enden, wird die *vorletzte Silbe* betont.	ni<u>ñ</u>o, <u>j</u>oven, e<u>xa</u>men
Endet ein Wort auf einem *Konsonanten* (außer *n* und *s*), so wird die *letzte Silbe* betont.	tra<u>gar</u>, contr<u>ol</u>, ust<u>ed</u>
Alle Wörter, deren Betonung *nicht* einer dieser beiden Regeln entspricht, tragen einen *Akzent auf dem betonten Vokal.*	m<u>é</u>dico, alb<u>ú</u>mina, fran-c<u>é</u>s
Fragewörter und *Ausrufe* haben *immer* einen Akzent.	¿c<u>ó</u>mo?, ¿qu<u>é</u>?, ¿cu<u>á</u>l? ¡Qu<u>é</u> lindo!
Eine Reihe einsilbiger Wörter wird zur *Unterscheidung* von gleich lautenden Wörtern mit anderer Funktion oder Bedeutung mit Akzent geschrieben.	el (der)　– <u>é</u>l (er) tu (dein) – t<u>ú</u> (du) se (sich) – s<u>é</u> (ich weiß) si (falls) – s<u>í</u> (ja)

1.3 Zahlen / Los números

1

0	cero	27	veintisiete
1	un(o)/una	28	veintiocho
2	dos	29	veintinueve
3	tres	30	treinta
4	cuatro	31	treinta y uno, -a
5	cinco	32	treinta y dos
6	seis	40	cuarenta
7	siete	41	cuarenta y uno
8	ocho	50	cincuenta
9	nueve	60	sesenta
10	diez	70	setenta
11	once	80	ochenta
12	doce	90	noventa
13	trece	100	cien
14	catorce	101	ciento uno, -a (dos,…)
15	quince	200	doscientos, -as
16	dieciséis	300	trescientos, -as
17	diecisiete	400	cuatrocientos, -as
18	dieciocho	500	quinientos, -as
19	diecinueve	600	seiscientos, -as
20	veinte	700	setecientos, -as
21	veintiuno, -a	800	ochocientos, -as
22	veintidós	900	novecientos, -as
23	veintitrés	1000	mil
24	veinticuatro	100 000	cien mil
25	veinticinco	1 000 000	un millón
26	veintiséis	1 000 000 000	mil millones

5,5 sprich:	cinco coma cinco/cinco con cinco		
5.5	cinco punto cinco		
45 %	cuarenta y cinco por ciento		
1/2	medio, -a	1 1/2	uno y medio
1/3	un tercio	2/3	dos tercios
1/4	un cuarto	3/4	tres cuartos
1/5	un quinto		
+/-	más/menos		

Ordnungszahlen / Los números ordinales

1.°	primero, -a	8.°	octavo, -a
2.°	segundo, -a	9.°	noveno, -a
3.°	tercero, -a	10.°	décimo, -a
4.°	cuarto, -a	11.°	undécimo, -a*
5.°	quinto, -a	12.°	duodécimo, -a
6.°	sexto, -a	13.°	decimotercero, -a
7.°	sé(p)timo, -a	14.°	decimocuarto, -a

* Ab der Ordnungszahl „11" werden üblicherweise die Grundzahlen verwendet, z. B.: La administración está en la planta número once. (Die Verwaltung befindet sich im elften Stock.)

1

1.4 Die Wochentage
Los días de la semana

Montag	(el) lunes
Dienstag	(el) martes
Mittwoch	(el) miércoles
Donnerstag	(el) jueves
Freitag	(el) viernes
Samstag	(el) sábado
Sonntag	(el) domingo

1.5 Die Monate
Los meses del año

Januar	enero
Februar	febrero
März	marzo
April	abril
Mai	mayo
Juni	junio
Juli	julio
August	agosto
September	septiembre
Oktober	octubre
November	noviembre
Dezember	diciembre

1.6 Die Uhrzeit
La hora

18.00 Uhr	Son las seis (en punto).	18.45 Uhr	Son las siete menos cuarto.
18.05 Uhr	Son las seis y cinco.	18.55 Uhr	Son las siete menos cinco.
18.15 Uhr	Son las seis y cuarto.	13.00 Uhr	Es la una.
18.30 Uhr	Son las seis y media.	13.30 Uhr	Es la una y media.
morgens	de la mañana	mittags	del mediodía
nach-	de la tarde	abends	de la noche
mittags			

1.7 Allgemeine Ausdrücke

1.7 Expresiones generales

Hallo.
Guten Tag/Morgen.
Guten Tag (nachmittags).
Gute(n) Abend/Nacht.

Hola.
Buenos días.
Buenas tardes.
Buenas noches.

Ich heiße….
Wie ist Ihr Name, bitte?

Me llamo….
¿Cómo se llama usted,
por favor?

Es freut mich, Sie/dich kennen
gelernt zu haben.
Ebenfalls.

Encantado de conocerle/la/te.

Igualmente./Lo mismo digo.

Ich bin Medizinstudent aus
Deutschland und arbeite hier als
Praktikant.

Soy estudiante de medicina de
Alemania y estoy haciendo
prácticas aquí.

Ja./Nein.
Vielleicht.
In Ordnung./Einverstanden.

Sí./No.
Quizá(s).
De acuerdo./Está bien./Vale.

Bitte./Danke.
Vielen Dank.
Gern geschehen./Bitte schön.
Bitte sehr!

Por favor./Gracias.
Muchas gracias.
De nada.
¡Tenga!

Entschuldigung!

¡Perdón!

Wie bitte?
Ich verstehe Sie/dich nicht.
Das verstehe ich nicht.

¿Cómo (dice/dices)?/¿Perdón?
No le/la/te entiendo.
(Eso) no lo entiendo.

Ich spreche nur ein wenig Spanisch.
Spricht jemand von Ihnen Englisch oder Deutsch?

Hablo sólo un poco de español.

¿Alguno de ustedes habla inglés
o alemán?

Können Sie das bitte wiederho-
len?
Können Sie das bitte buchstabie-
ren?
Bitte sprechen Sie langsam.
Können Sie mir bitte helfen?

Por favor, puede usted repetirlo.

Por favor, puede usted dele-
trearlo.
Hable despacio, por favor.
¿Puede usted ayudarme,
por favor?

1

Ich möchte…	Quisiera…/ Desearía…./ Me gustaría…
Das gefällt mir (nicht).	(No) me gusta.
Haben Sie…?	¿Tiene usted…?
Wo ist….?	¿Dónde está….?
Wie heißt das auf Spanisch?	¿Cómo se llama esto en español/castellano?
Wie spät ist es?	¿Qué hora es?
Ich bin Ärztin/Arzt.	Soy doctora/doctor./Soy médico.
Ich bin Krankenschwester.	Soy enfermera.
Warten Sie bitte einen Moment.	Espere un momento, por favor.
Ich hole einen Kollegen.	Voy a buscar a un compañero/a una compañera.
Tschüss!	¡Adiós!/¡Hasta luego!
Wie geht es Ihnen?	¿Cómo está usted?
Gute Besserung!	¡Qué se mejore/te mejores!
Gesundheit!	¡Jesús!/¡Salud!
Hilfe! (Ich brauche Hilfe.)	¡Ayuda!/¡Necesito ayuda!
Hilfe !!! (Notfall)	¡Socorro!
Achtung!	¡Atención!
Vorsicht!	¡Cuidado!
Herzlichen Glückwunsch! (z. B. bei der Geburt eines Kindes)	¡Enhorabuena!

1.8 Zeitangaben

1.8 Marcadores (adverbios) de tiempo

heute	hoy
morgen	mañana
übermorgen	pasado mañana
gestern	ayer
vorgestern	anteayer
Tag	el día
Woche	la semana
nächste Woche	la semana próxima
letzte Woche	la semana pasada
Monat	el mes
Jahr	el año

Frühling	la primavera
Sommer	el verano
Herbst	el otoño
Winter	el invierno
Datum	la fecha
z. B. 28. Februar,	p.ej: el 28 de febrero
1. Mai	el *primero*/uno de mayo,
ABER: 2. Mai, 3. Mai, 4. Mai…	PERO: el *dos* de mayo, el tres de mayo, el cuatro…

1.9 Farben

1.9 Colores

blau	azul
braun	café/marrón
gelb	amarillo, -a
grau	gris
grün	verde
lila/violett	morado, -a /violeta /lila
rosa/pink/rosig	rosa
rot	rojo, -a
schwarz	negro, -a
weiß	blanco, -a

1.10 Internet

1.10 Internet

Computer	la computadora/el ordenador
Tastatur	el teclado
Bildschirm	la pantalla
Maus	el ratón
Drucker	la impresora
(aus)drucken	imprimir
Scanner	el escáner
Internet-Cafe	el café internet/las cabinas de internet
@ (at/„Klammeraffe")	@ = arroba
e-mail	el e-mail/el correo electrónico
…schicken	…mandar
…bekommen	…recibir
…schreiben	…escribir
Adresse	la dirección

2 Cartas de solicitud y certificados

2.1 Asunto: prácticas en enfermería

2

Estimados señores:

Me llamo Martin Mustermann, soy estudiante de medicina de la Universidad de X (Alemania). Con la presente les comunico mi deseo de realizar mis prácticas obligatorias en el campo de enfermería (Krankenpflegepraktikum) es su hospital.

Las prácticas de enfermería tiene una duración total de 90 días y es obligatoria para la primera fase de la carrera de medicina en Alemania. Estas prácticas tienen la función de familiarizar al estudiante con las labores, la organización del hospital y las obligaciones que a un trabajo de enfermería le corresponden. Eso significa, que es obligatorio para la aceptación de la práctica que el estudiante trabaje en horarios diurnos y/o nocturnos en una estación del hospital. El desarrollo de las funciones como médico *no* pertencen a cas prácticas.

Me alegraría muchísimo, si pudieran ofrecerme un puesto en el período siguiente: Desde el 2 de julio hasta el 30 de septiembre de 20…

En espera de una respuesta,

Martin Mustermann

2 Bewerbungsschreiben und Zeugnisse

2.1 Krankenpflegepraktikum

Sehr geehrte Damen und Herren,

mein Name ist Martin Mustermann und ich bin Medizinstudent an der Universität X (Deutschland). Hiermit möchte ich mich um eine Stelle im Rahmen des Krankenpflegepraktikums an Ihrem Krankenhaus bewerben.

Das Krankenpflegepraktikum mit einer Dauer von insgesamt 90 Tagen gehört obligatorisch zum ersten Abschnitt des Medizinstudiums in Deutschland. Dieses Praktikum hat nach der Approbationsordnung die Aufgabe, den Studienanwärter oder Studierenden in Betrieb und Organisation eines Krankenhauses einzuführen und ihn mit den üblichen Verpflichtungen der Krankenpflege vertraut zu machen. Das bedeutet, dass die Mitarbeit im pflegerischen Dienst mit einem Einsatz im Schichtdienst auf einer Bettenstation für die Anerkennung vorausgesetzt wird. Die Ausführung ärztlicher Tätigkeiten gehört *nicht* zum Aufgabenbereich.

Ich würde mich sehr freuen, wenn es möglich wäre, das Praktikum in folgendem Zeitraum abzuleisten: 2. Juli–30. September…

Über eine Antwort würde ich mich freuen.

mit freundlichen Grüßen

Martin Mustermann

2.2 Prácticas de medicina (Famulatur)

Erika Mustermann   Kiel, 14 de abril de 20..
Martin Mustermann
Hauptstr. 1
D-24103 Kiel

Anschrift Krankenhaus

Asunto: prácticas de medicina (Famulatur)

Estimados señores:

Con la presente les comunicamos/comunico el deseo de realizar unas prácticas en su hospital durante el período que abarca desde el 7 de septiembre de 20.. hasta el 3 de octubre de dicho año.

Somos dos estudiantes/Soy estudiante de medicina y de momento estamos/estoy cursando el cuarto año académico. Estaríamos/Estaría encantado (-a, -os, -as) de conocer en la práctica los tratamientos médicos y cuidados a enfermos que se practican en su país.

Estaríamos/Estaría especialmente interesado (-a, -os, -as) en el campo de la ....

(La señorita/El señor...................., la/el cual estuvo haciendo con ustedes una práctica en el año 20.. durante un período de cuatro semanas, quedó muy impresionada (-o) de los trabajos tan instructivos que realizó y de las interesantes experiencias que acumuló al trabajar con ustedes. Por este motivo nos/me ha recomendado que solicitemos/solicite unas prácticas en su institución.)

Por esta razón estaríamos/estaría encantado (-a, -os, -as) de que nos/me dieran la oportunidad de adquirir experiencias tan constructivas para nuestra/mi futura vida en el campo de la medicina.

Adjunto les enviamos/envío nuestro/mi currículum vitae y una carta de recomendación de la señora /del señor..........., decana/decano de la Facultad de Medicina de la Universidad de X.

En espera de una respuesta positiva, les saludamos/saludo atentamente.

Erika y Martin Mustermann

2.2 Famulatur

Erika Mustermann   Kiel, den 14.04.20..
Martin Mustermann
Hauptstr. 1
D-24103 Kiel

Anschrift Krankenhaus

Famulatur

Sehr geehrte Damen und Herren,

hiermit möchten wir uns/möchte ich mich für ein Praktikum (Famulatur) in der Zeit vom 7. September bis zum 3. Oktober 20.. in Ihrem Krankenhaus bewerben.

Wir sind/Ich bin Medizinstudent(en) im vierten Studienjahr (8. Semester). Wir würden uns/Ich würde mich sehr freuen, in dieser Famulatur die medizinische Behandlung sowie die Patientenversorgung in Ihrem Land kennen zu lernen.

Wir sind/Ich bin insbesondere an einem Praktikum im Bereich/Fach … (s. u.).*.............. interessiert.

(Frau/Herr…………….., die/der für 4 Wochen im Jahr 20.. bei Ihnen famuliert hat, war sehr beeindruckt von der sehr lehrreichen Arbeit und den interessanten Erfahrungen, die sie/er bei Ihnen gewinnen konnte. Aus diesem Grund hat sie uns/mir empfohlen, uns/mich in Ihrem Krankenhaus/Ihrer Klinik zu bewerben.)

Daher würden wir uns/würde ich mich sehr freuen, wenn Sie uns/mir die Gelegenheit gäben, solche instruktiven und für die Zukunft unserer/meiner medizinischen Ausbildung wichtigen Erfahrungen bei Ihnen machen zu dürfen.

Anbei senden wir/sende ich Ihnen unseren/meinen Lebenslauf und ein Empfehlungsschreiben von Frau/Herrn…………….., Dekanin/Dekan der medizinischen Fakultät der Universität X.

In Hoffnung auf eine positive Anwort, mit freundlichen Grüßen

Erika und Martin Mustermann

* Innere Medizin = medicina interna; Chirurgie = cirugía; Pädiatrie = pediatría; Gynäkologie = ginecología/obstetricia

2.3 Prácticas obligatorias (Praktisches Jahr)

Martin Mustermann   Kiel, 14 de abril de 20..
Hauptstr. 1
D-24103 Kiel

Anschrift Krankenhaus

Asunto: Prácticas obligatorias (Praktisches Jahr)

Estimados señores:

Me llamo Martin Mustermann, soy estudiante de medicina de la Universidad de X (Alemania). Con la presente les comunico mi deseo de realizar mis prácticas obligatorias (Praktisches Jahr) en el campo de la cirugía en su institución.

De momento me encuentro cursando el quinto año académico de una formación total prevista de seis años. En marzo de 20.. aprobé mi primer examen estatal (1. Staatsexamen) teniendo previsto hacer el segundo examen estatal en marzo del 20…

Después de este examen comienza la parte práctica de nuestra formación, la cual se compone de las materias obligatorias de medicina interna y cirugía, más una tercera materia de libre elección, abarcando cada una de ellas un período de cuatro meses.

En su país me gustaría cursar la parte quirúrgica de mi formación. Por lo cual me alegraría muchísimo si pudieran ofrecerme un puesto en uno de los períodos siguientes:

- 4 de abril – 13 de agosto de 20..;
- 14 de agosto – 3 de diciembre de 20..;
- 4 de diciembre del 20.. – 25 de marzo de 20…

Estas prácticas pertenecen al período de formación académica, por lo tanto por mi parte no espero una retribución económica de su institución.

Para más información sobre mi formación y prácticas realizadas consulten, por favor, mi currículum vitae. En el caso de que necesitaran otros documentos o informaciones adicionales, no duden en hacérmelo saber.

Si existiera la posibilidad de hospedaje en su institución me gustaría disfrutar de ello con mucho gusto.

En espera de una respuesta, les agradezco de antemano su interés y les saludo atentamente.

Martin Mustermann

2.3 Praktisches Jahr

Martin Mustermann   Kiel, den 14. 04. 20..
Hauptstr. 1
D-24103 Kiel

2

Anschrift Krankenhaus

Praktisches Jahr

Sehr geehrte Damen und Herren,

mein Name ist Martin Mustermann und ich bin Medizinstudent an der Universität X (Deutschland). Hiermit möchte ich mich um eine Chirurgie-Stelle im Rahmen des Praktischen Jahres an Ihrem Krankenhaus bewerben.

Derzeit bin ich Student im fünften Studienjahr (10. Semester) einer sechsjährigen Ausbildung. Im März 20.. habe ich das 1. Staatsexamen bestanden und werde voraussichtlich im März 20.. das 2. Staatsexamen absolvieren.

An dieses Examen schließt sich der praktische Teil des Studiums an, der sich zusammensetzt aus Innerer Medizin und Chirurgie als Pflichtfächern sowie einem dritten Wahlfach, wobei jeder Abschnitt 4 Monate dauert.

In Ihrem Land möchte ich gerne das Chirurgie-Tertial ableisten. Daher würde ich mich sehr freuen, wenn dies innerhalb eines der folgenden Zeiträume möglich wäre:

- 4. April – 13. August 20..;
- 14. August – 3. Dezember 20..;
- 4. Dezember – 25. März 20...

Dieses Praktikum ist Teil der akademischen Ausbildung, weshalb von meiner Seite keine Bezahlung erwartet wird.

Weitere Informationen über meine Ausbildung und bisher abgeleistete Famulaturen entnehmen Sie bitte dem beigefügten Lebenslauf. Für den Fall, dass Sie weitere Dokumente oder zusätzliche Informationen benötigen, möchte ich Sie bitten, sich mit mir in Kontakt zu setzen.

Sollte die Möglichkeit der Unterbringung an Ihrem Krankenhaus bestehen, würde ich dies gerne in Anspruch nehmen.

Vielen Dank im Voraus für Ihre Bemühungen und in Hoffnung auf eine positive Antwort verbleibe ich

mit freundlichen Grüßen
Martin Mustermann

2.4 Carta de recomendación

El señor Martin Mustermann, nacido el 1 de enero de 1980 en Neustadt (Alemania), está matriculado como estudiante de medicina en la Facultad de Medicina de la Universidad de X (Alemania, Austria, Suiza) . Sus estudios cumplen los requisitos establecidos en la República Federal de Alemania (Austria, Suiza). En la actualidad el señor Mustermann se encuentra finalizando el cuarto año de un programa total de seis años de estudios.

En discusiones sobre problemas de índole científica, así como en cuestiones médicas y sociales, el señor Mustermann es conocido como un estudiante que trabaja de forma excelente y concienzuda, perteneciendo además al grupo de alumnos de mayor rendimiento de nuestra facultad.

Sus conocimientos de español hablado y escrito son excelentes.

Al señor Mustermann le gustaría realizar una práctica clínica en su institución. Yo le recomiendo personalmente este proyecto como muy provechoso para su educación médica. Además, estas prácticas le serán reconocidas por nosotros en su currículum académico.

Se despide muy atentamente

Decana/Decano de la Facultad de Medicina
Sello de la universidad

2.5 Certificado de prácticas

El señor (la señora) ...., estudiante de medicina, nacido (-a) el... en... (lugar), después de haber superado el primer ciclo de carrera ha estado realizando prácticas (Famulatur) bajo mi supervisión y dirección en la institución abajo mencionada desde el .... hasta el ....

Durante este período el estudiante ha desempeñado diversas tareas en el campo de ....

☐ El período de formación no ha sido interrumpido.
☐ El período de formación fue interrumpido desde .... hasta ....

....
(Lugar)   (Fecha)

(Nombre de la institución y sello en caso de organismo público)

(Firma del médico encargado de la formación)

2.4 Empfehlungsschreiben

Herr Martin Mustermann, geb. am 1. Januar 1980 in Neustadt (Deutschland), ist eingeschriebener Student der medizinischen Fakultät an der Universität in X (Deutschland, Österreich, Schweiz). Sein Ausbildungsstand entspricht den Anforderungen des Studiums der Medizin der Bundesrepublik Deutschland (Österreich, Schweiz). Derzeit absolviert Herr Mustermann das 4. Jahr (8. Semester) einer 6-jährigen Ausbildung.

In der Diskussion wissenschaftlicher Probleme wie auch in medizinischen und sozialen Fragestellungen hat sich Herr Mustermann als ein hervorragend und gewissenhaft arbeitender Student mit überdurchschnittlichen Leistungen erwiesen.

Seine Spanischkenntnisse in Sprache und Schrift sind hervorragend.

Herr Mustermann möchte in Ihrer Klinik/Ihrem Krankenhaus famulieren. Ich befürworte dieses Vorhaben im Sinne einer wertvollen Erfahrung für seine medizinische Ausbildung. Darüber hinaus wird dieser Aufenthalt als Famulatur für sein Studium anerkannt.

Mit freundlichen Grüßen

Dekanin/Dekan der medizinischen Fakultät
Stempel der Universität

2.5 Famulaturzeugnis

Der/Die Studierende der Medizin, …………………………………, geboren am …………… in …………………………, ist nach bestandener Ärztlicher Vorprüfung vom …………… bis zum …………… in der unten genannten Einrichtung unter meiner Aufsicht und Leitung als Famulus tätig gewesen.

Während dieser Zeit ist der/die Studierende vorzugsweise mit Tätigkeiten auf dem Gebiet ……… beschäftigt worden.
☐ Die Ausbildung ist nicht unterbrochen worden.
☐ Die Ausbildung ist unterbrochen worden vom …………… bis zum ……………

……………   ……………
(Ort)   (Datum)

(Bezeichnung der Einrichtung; bei öffentlicher Dienststelle Siegel)

(Unterschrift der/des ausbildenden Ärztin/Arztes)

2.6 Certificado de reconocimiento de equivalencia entre hospitales

Estimados Señores:

En el caso de que me acepten para las prácticas obligatorias les pido que tengan a bien considerar la siguiente petición:

(Les agradezco muy sinceramente que me hayan aceptado para las prácticas obligatorias/Praktisches Jahr.)

Para el reconocimiento posterior en Alemania de la formación del año de prácticas obligatorias en su hospital a través del "Landesprüfungsamt" (oficina de reconocimiento académico) necesito un certificado oficial constando:

- primeramente, que su institución es a la vez un hospital universitario
- en segundo lugar, que durante este período voy a trabajar con la categoría de interno, la cual conlleva los mismos derechos y obligaciones que la de sus estudiantes
- y por último que voy a trabajar dentro del campo quirúrgico.

Agradeciéndoles de antemano su colaboración, les pido que me envíen por escrito las condiciones anteriormente expuestas para así conseguir la aprobación de poder hacer las prácticas en su hospital.

Se despide muy atentamente

Martin Mustermann

2.6 Äquivalenzbescheinigung PJ

2

Sehr geehrte Damen und Herren,

für den Fall, dass ich eine Zusage für einen Praktikumsplatz erhalte, möchte ich Sie um Folgendes bitten.
(Für die Zusage eines Praktikumsplatzes (Praktisches Jahr) möchte ich Ihnen sehr herzlich danken.)

Für die spätere Anerkennung des Ausbildungsabschnittes des Praktischen Jahres an Ihrem Krankenhaus durch das deutsche Landesprüfungsamt benötige ich eine offizielle Bescheinigung, in der bestätigt wird,

– dass es sich erstens um ein Universitäts-Lehrkrankenhaus handelt,
– dass ich zweitens während dieser Zeit eine ärztliche Tätigkeit ausüben werde, die in Rechten und Pflichten denen der dortigen Studierenden entspricht
– und schließlich, dass ich in der Chirurgie-Abteilung arbeiten werde.

Ich danke Ihnen im Voraus für Ihre Bemühungen und möchte Sie bitten, mir eine Bestätigung über die oben angeführten Punkte zuzusenden, damit ich diese für die Anerkennung des Praktischen Jahres an Ihrem Krankenhaus einreichen kann.

Mit freundlichen Grüßen

Martin Mustermann

2.7 PJ-Bescheinigung

Formblatt

2

Certificado de la formación práctica en un hospital/
Bescheinigung über die praktische Ausbildung in der Krankenanstalt
(gemäß Anlage 5 zu § 3 Abs. 5 ÄAppO)

El/La estudiante de medicina (Der/Die Studierende der Medizin)

Apellido (Name): _____

Nombre (Vorname): _____

Fecha de nacimiento
(Geburtsdatum): _____

Lugar de nacimiento
(Geburtsort): _____

ha participado regularmente bajo mi supervisión en la instrucción práctica en
el siguiente hospital.
(hat regelmäßig unter meiner Leitung in der unten bezeichneten Klinik/Kran-
kenanstalt an der Ausbildung teilgenommen.)

La formación tuvo lugar en la sección de _____.
(Die Ausbildung erfolgte auf der Abteilung für _____.)

Duración de las prácticas desde_____ hasta _____.
(Dauer der Ausbildung von _____ bis _____.)

Se han interrumpido las prácticas (Fehlzeiten)
no (nein)   sí (ja)   desde (von) _____ hasta (bis) _____

El hospital está autorizado por la Universad para impartir educación práctica.
(Die Krankenanstalt ist von der Hochschule zur Ausbildung bestimmt worden.)

Las prácticas se realizaron en un hospital universitario.
(Die Ausbildung ist an einer Krankenanstalt der Hochschule durchgeführt worden.)

Lugar (Ort): _____   Fecha (Datum): _____

Nombre del hospital (Name der Krankenanstalt): _____

Firma del médico encargado (Unterschrift der verantwortlichen Lehrkraft):

_____

_____
Sello del hospital (Siegel oder Stempel des Krankenhauses)

2.8 Currículum vitae

Nombre (*Name*):	Martin Mustermann
Fecha de nacimiento: (*Geburtsdatum*)	01.01.1980
Lugar de nacimiento: (*Geburtsort*)	Neustadt, Alemania (*Deutschland*)
Nacionalidad: (*Nationalität*)	alemana (*deutsch*)/austriaca (*österreichisch*)/suiza (*schweizerisch*)
Estado civil: (*Familienstand*)	soltero, -a (*ledig*)/casado, -a (*verheiratet*)
Dirección: (*Adresse*)	Hauptstr. 1 D-24103 Kiel Alemania (*Deutschland*)

Formación académica: (*Ausbildungsweg*)

1987 – 1991	Escuela primaria en Neustadt (*Grundschule* in…)
1991 – 2000	Instituto de enseñanza media en Neustadt (*Gymnasium* in….)
2000	Exámenes finales y cualificación para el acceso a la universidad (*Abitur*)
2003 – 2005	Primer ciclo médico universitario en Mainz (*Vorklinik*)
2005 hasta el presente (*von 2005 bis heute*)	Segundo ciclo médico universitario en Kiel (*Klinik*)
2006	Primera parte del examen estatal de medicina (*1. Staatsexamen*) superado el 28 de agosto (*1. Staatsexamen bestanden am 28. August*)

Prácticas en medicina (*Praktika und Famulaturen*):

3 – 28 de marzo de 2006 (*3. – 28. März 2006*)	Medicina interna, hospital en Neustadt (*Innere Medizin, Krankenhaus in*…)

Experiencia laboral (*Beschäftigungsverhältnisse*):

1 de octubre de 2006 hasta el presente: (*1. Oktober 2006 bis heute*)	Guardias extraordinarias y guardias nocturnas (*Extrawachen und Nachtwachen*)

Formación adicional (*zusätzliche Ausbildung/Abschlüsse*)

2000 – 2002	Servicio civil en Neustadt (*Zivildienst in*…) Servicio militar en Neustadt (*Bundeswehr/Militärdienst in* …)
2002 – 2003	Formación de enfermera/enfermero/Ayudante Técnico Sanitario (*Ausbildung als Krankenschwester/-pfleger/MTA*)

Idiomas (*Sprachen*):

Inglés y español: (*Englisch und Spanisch*)	conocimientos hablados y escritos de forma fluida (*fließend in Sprache und Schrift*)
Francés y latín: (*Französisch und Latein*)	conocimientos básicos (*grundlegende Sprachkenntnisse*)

Kiel, 9 de abril de 20.. (*Kiel, den 9. April 20..*)

2.9 Famulatur-/PJ-Checkliste

2

1. Zeitplanung	WICHTIG: rechtzeitig bewerben
	☑ längere Postwege beachten
	☑ Bewerbungsfrist für Stipendien oder Fahrtkostenzuschüsse (z. B. dfa oder daad)
	☑ möglichst früh Flugtickets besorgen
2. Bewerbungs-unterlagen	☑ Bewerbungsschreiben (S. 12–15)
	☑ Lebenslauf (S. 21)
	☑ Empfehlungsschreiben (S. 16 f.)
	☑ Auflistung der bisher absolvierten klinischen Fächer (Dekanat)
	☑ evtl. Zeugnisse (Abitur, Physikum, Staatsexamen)
	☑ evtl. Sprachnachweis
	☑ evtl. vorhandene Referenzen
	☑ evtl. Foto
3. Famulaturort	☑ Größe des Krankenhauses?
	☑ Lage und Verkehrsanbindung?
	☑ Unterkunft/Verpflegung?
	☑ Klima/Wetterverhältnisse während des Aufenthaltes?
4. Famulaturfach	☑ eigene Interessenlage
	☑ Vorwissen vorhanden?
	☑ Angebot am Krankenhaus?
5. Literatur	☑ Fachliteratur
	– „Medical Skills", Thieme Verlag
	– Checkliste, Thieme Verlag
	– "Donde no hay doctor"
	– „Primary Surgery"
	☑ Reiseliteratur
	– „Lonely Planet" des jeweiligen Landes
	– auch über Konsulat erhältlich
	☑ Sprache
	– Wörterbuch für Kitteltasche
	– z. B. „Spanisch für Besserwisser", Schmetterling Verlag
6. Visum	☑ Touristenvisum oder längerer Aufenthalt?
	☑ über Konsulat informieren (Fristen!)

2

7. Impfungen	☑ Impfsprechstunde!!!
	☑ frühzeitig Impfschutz beginnen bzw. erneuern!
8. Versicherungen	☑ Auslandskrankenversicherung!!!
	☑ Reiserücktrittsversicherung
	☑ Reisegepäckversicherung
	☑ Haftpflicht fürs Ausland
9. Was nehme ich mit?	☑ Dieses Buch!
	☑ Kittel, evtl. OP-Kleidung, evtl. Einmalhandschuhe, Desinfektionsspray
	☑ evtl. formelle Kleidung (im Krankenhaus erfragen)
	☑ Internationaler Studentenausweis
	☑ Kopien aller wichtigen Papiere
	☑ Passfotos (z. B. für Klinikausweis, Monatskarten etc.)
	☑ Reiseapotheke
10. Famulatur-/ PJ-Zeugnis	☑ Nachfragen wegen Anerkennung beim Landesprüfungsamt
	☑ Vorlage (S. 18–20)
11. www…	www.famulantenaustausch.de (dfa)
	www.rki.de (Robert-Koch-Institut)
	www.reiseapotheke.de
	www.daad.de (deutscher akademischer Auslandsdienst)
	www.thieme.de
	www.isic.de (internationaler Studentenausweis)
	www.cervantes.es
	www.spanisches-institut.de

3 Las partes del cuerpo

La cabeza

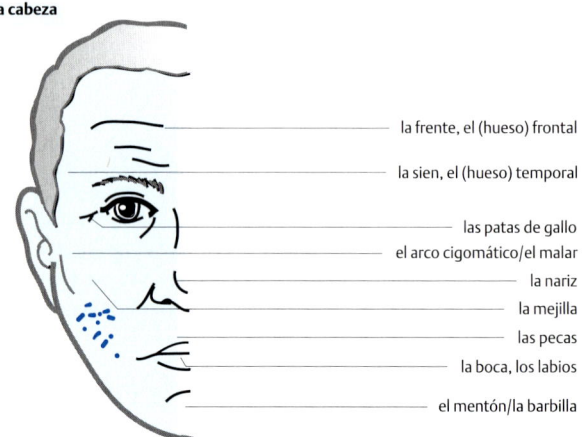

la frente, el (hueso) frontal

la sien, el (hueso) temporal

las patas de gallo

el arco cigomático/el malar

la nariz

la mejilla

las pecas

la boca, los labios

el mentón/la barbilla

Otras:

los músculos masticadores	la amígdala	la glándula parótida
el paladar	la garganta	la saliva
la quijada	(el hipo)	la lengua
el maxilar inferior	la úvula	la barba cerrada
el maxilar superior	la glándula	el bigote
la mucosa bucal	submaxilar	la cara
el paladar duro	la glándula	
el paladar blando	sublingual	

El ojo

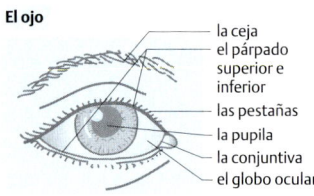

la ceja
el párpado superior e inferior
las pestañas
la pupila
la conjuntiva
el globo ocular

Otras:

la órbita del ojo	la cámara anterior
el cuerpo vítreo	el fondo del ojo
el cristalino	la papila del nervio óptico
el iris	la glándula lacrimal
la córnea	la retina
	la esclerótica
	las vías lagrimales
	el nervio optico

3 Die einzelnen Körperteile

Der Kopf

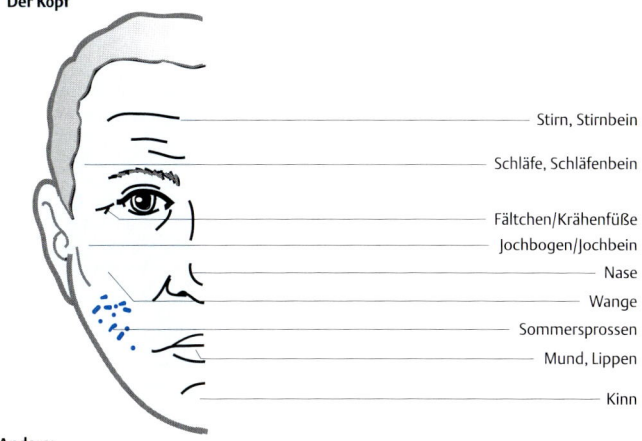

Stirn, Stirnbein

Schläfe, Schläfenbein

Fältchen/Krähenfüße

Jochbogen/Jochbein

Nase

Wange

Sommersprossen

Mund, Lippen

Kinn

Andere:

Kaumuskeln
Gaumen
Kiefer
Unterkiefer
Oberkiefer
Schleimhäute des Mundes
harter Gaumen
weicher Gaumen

Gaumenmandel
Kehle, Rachen
(Schluckauf)
Zäpfchen
submandibuläre
Speicheldrüse
sublinguale
Speicheldrüse

Parotis
Speichel
Zunge
Vollbart
Oberlippenbart
Gesicht

Das Auge

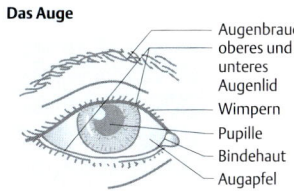

Augenbraue
oberes und
unteres
Augenlid
Wimpern
Pupille
Bindehaut
Augapfel

Andere:
Augenhöhle
Glaskörper
Linse
Regenbogenhaut
Hornhaut

Vorderkammer
Augenhintergrund
Sehnervscheibe
Tränendrüse
Netzhaut
Sklera
Tränenkanal
Sehnerv (N. opticus)

3

La cabeza

El cráneo:

el (hueso) parietal
el cuero cabelludo

Otras:

el occipucio
la base del cráneo
las fontanelas

La nariz:

la raíz de la nariz
el dorso de la nariz
la punta de la nariz
las ventanas
de la nariz/
los agujeros de la nariz

Otras:

el tabique nasal
los meatos nasales
los senos aéreos
la fosa nasal

El cerebro:

las meninges
el lóbulo frontal
la corteza cerebral
el tallo-/el pedúnculo
pituitario, la hipófisis
los ganglios basales
centrales, el tálamo
el cerebelo, el tronco
encefálico,
la médula oblongada

Otras:

el ventrículo
el líquido
cefalorraquídeo
el cuerpo calloso
los pares craneales

La oreja:

el pabellón de la oreja
el conducto auditivo
externo
el lóbulo de la oreja

Los dientes:

el maxilar
inferior

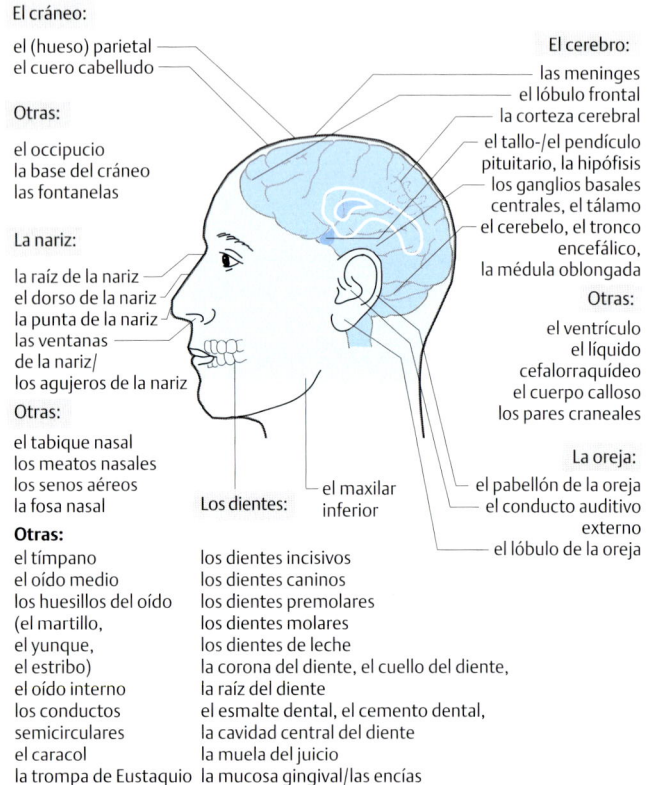

Otras:

el tímpano
el oído medio
los huesillos del oído
(el martillo,
el yunque,
el estribo)
el oído interno
los conductos
semicirculares
el caracol
la trompa de Eustaquio

los dientes incisivos
los dientes caninos
los dientes premolares
los dientes molares
los dientes de leche
la corona del diente, el cuello del diente,
la raíz del diente
el esmalte dental, el cemento dental,
la cavidad central del diente
la muela del juicio
la mucosa gingival/las encías

3

Der Kopf

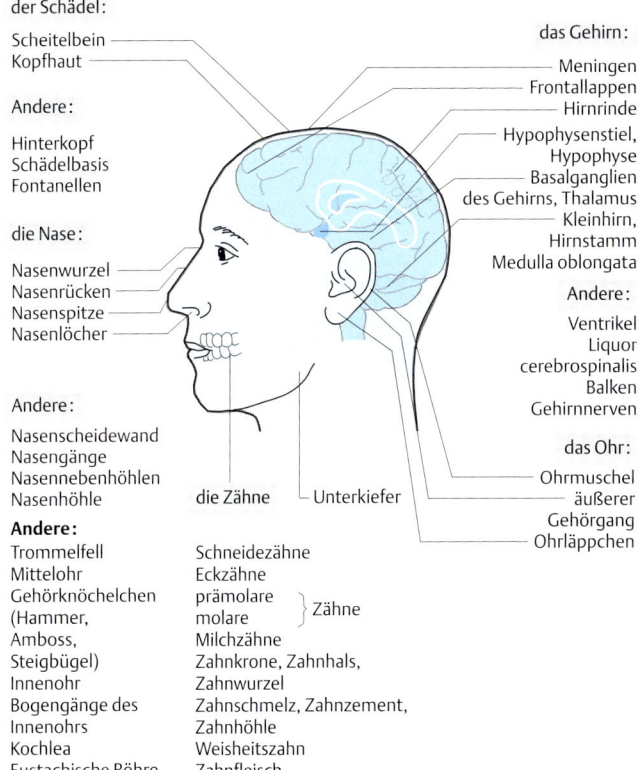

der Schädel:

Scheitelbein
Kopfhaut

Andere:

Hinterkopf
Schädelbasis
Fontanellen

die Nase:

Nasenwurzel
Nasenrücken
Nasenspitze
Nasenlöcher

Andere:

Nasenscheidewand
Nasengänge
Nasennebenhöhlen
Nasenhöhle

das Gehirn:

Meningen
Frontallappen
Hirnrinde
Hypophysenstiel,
Hypophyse
Basalganglien
des Gehirns, Thalamus
Kleinhirn,
Hirnstamm
Medulla oblongata

Andere:

Ventrikel
Liquor
cerebrospinalis
Balken
Gehirnnerven

das Ohr:

Ohrmuschel
äußerer
Gehörgang
Ohrläppchen

die Zähne   Unterkiefer

Andere:

Trommelfell
Mittelohr
Gehörknöchelchen
(Hammer,
Amboss,
Steigbügel)
Innenohr
Bogengänge des
Innenohrs
Kochlea
Eustachische Röhre

Schneidezähne
Eckzähne
prämolare ⎫
molare   ⎬ Zähne
Milchzähne
Zahnkrone, Zahnhals,
Zahnwurzel
Zahnschmelz, Zahnzement,
Zahnhöhle
Weisheitszahn
Zahnfleisch

3

El cuello

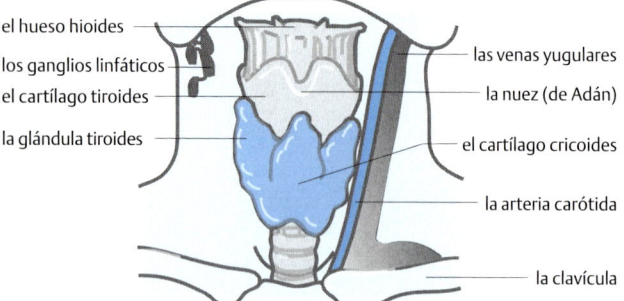

el hueso hioides
los ganglios linfáticos
el cartílago tiroides
la glándula tiroides

las venas yugulares
la nuez (de Adán)
el cartílago cricoides
la arteria carótida
la clavícula

Otras:

la nuca
la laringe
las cuerdas vocales
la glotis
la epiglotis

el esófago
la garganta/la faringe
la tráquea
los vasos sanguíneos
el nervio laríngeo

La caja torácica

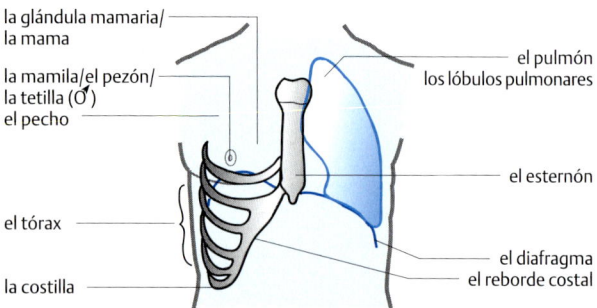

la glándula mamaria/
la mama
la mamila/el pezón/
la tetilla (♂)
el pecho

el tórax

la costilla

el pulmón
los lóbulos pulmonares
el esternón
el diafragma
el reborde costal

Otras:

la tráquea
el bronquio
el árbol bronquial
la pleura
el corazón

el pericardio
los ventrículos del corazón
las arterias coronarias
las válvulas cardíacas
el conducto de Botal/-arterioso
el timo

3

Der Hals

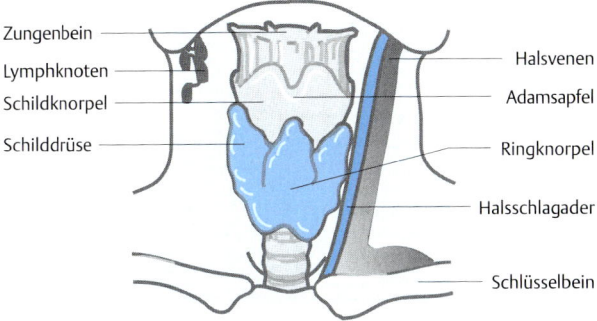

Zungenbein

Lymphknoten

Schildknorpel

Schilddrüse

Halsvenen

Adamsapfel

Ringknorpel

Halsschlagader

Schlüsselbein

Andere:

Nacken	Speiseröhre
Kehlkopf	Rachen/Pharynx
Stimmbänder	Luftröhre
Stimmritze	Blutgefäße
Kehldeckel	Kehlkopfnerv (N. laryngeus [recurrens])

Der Brustkorb

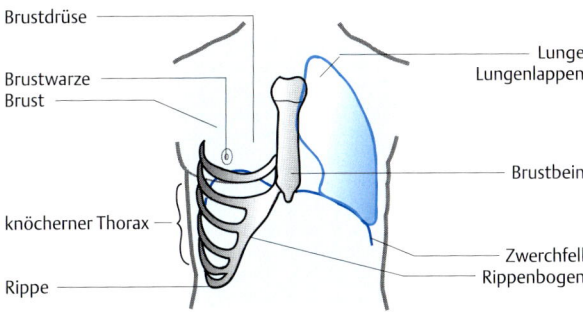

Brustdrüse

Brustwarze

Brust

knöcherner Thorax

Rippe

Lunge
Lungenlappen

Brustbein

Zwerchfell
Rippenbogen

Andere:

Luftröhre	Herzbeutel
Bronchus	Herzkammern
Bronchialbaum	Herzkranzgefäße
Rippenfell, Pleura	Herzklappen
Herz	Ductus arteriosus botalli
	Thymus

3

El brazo

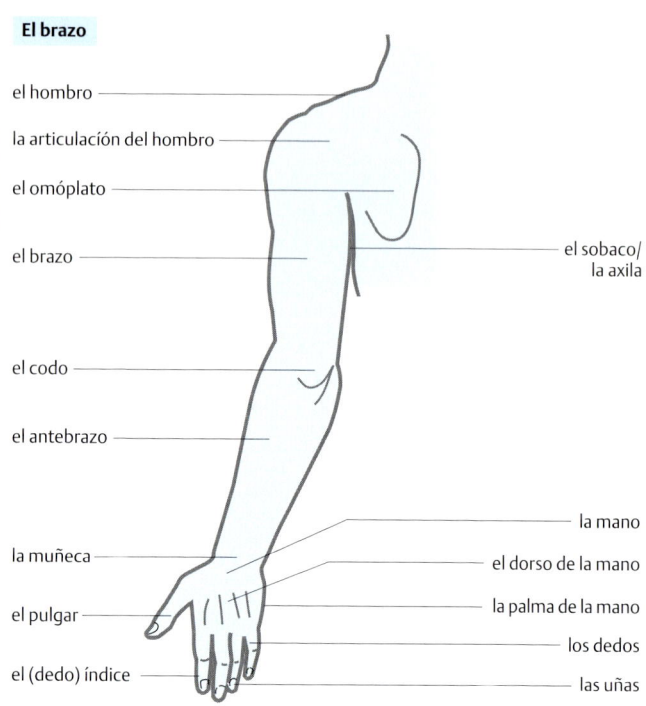

el hombro

la articulación del hombro

el omóplato

el brazo

el sobaco/
la axila

el codo

el antebrazo

la mano

el dorso de la mano

la muñeca

la palma de la mano

el pulgar

los dedos

el (dedo) índice

las uñas

Otras:
las articulaciones de los dedos
el tendón
las correderas tendinosas
las líneas de la mano

el hueso, la médula ósea
el carpo
el metacarpo
el nudillo
el cúbito, el radio
la clavícula
el muñón

3

Der Arm

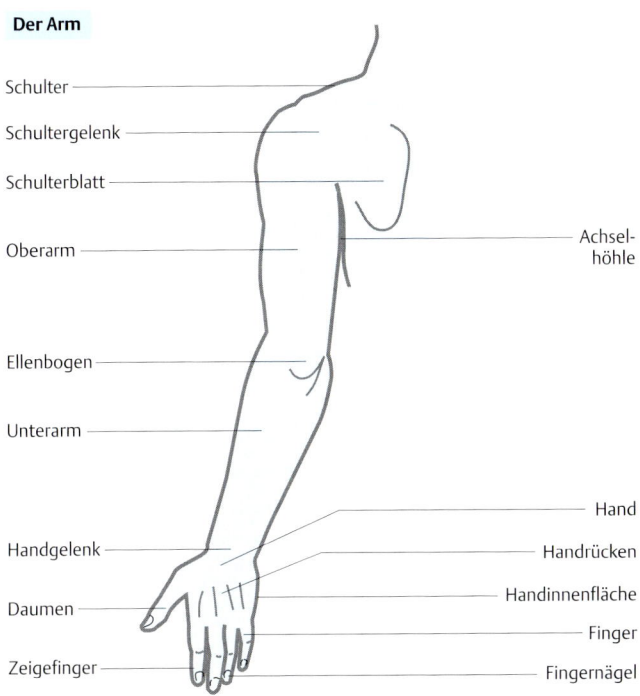

Schulter

Schultergelenk

Schulterblatt

Oberarm

Ellenbogen

Unterarm

Handgelenk

Daumen

Zeigefinger

Achsel-
höhle

Hand

Handrücken

Handinnenfläche

Finger

Fingernägel

Andere:
Fingergelenke
Sehne
Sehnenscheiden
Handlinien

Knochen, Knochenmark
Handwurzelknochen
Mittelhandknochen
Fingerknöchel
Elle, Speiche
Schlüsselbein
Stumpf (z. B. einer Extremität)

La cavidad abdominal

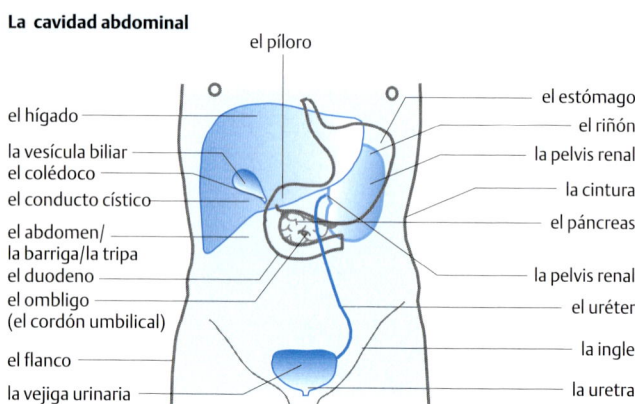

el píloro

el hígado

la vesícula biliar
el colédoco

el conducto cístico

el abdomen/
la barriga/la tripa
el duodeno

el ombligo
(el cordón umbilical)

el flanco

la vejiga urinaria

el estómago

el riñón

la pelvis renal

la cintura

el páncreas

la pelvis renal

el uréter

la ingle

la uretra

Otras:

la pared abdominal
el epiplón
el peritoneo
el conducto biliar, la bilis
el bazo
la curvatura (mayor, menor)
del estómago
el intestino, el intestino grueso,
el intestino delgado,
la sigma/el colon sigmoideo,
el recto, el ano
el apéndice
las cápsulas suprarrenales
el espacio retroperitoneal

los órganos sexuales
la próstata, la vesícula seminal
el testículo, el epidídimo,
la bolsa escrotal/el escroto
el conducto deferente
el pene, el glande
el ovario, las trompas (de falopio)
el útero/la matriz
el cérvix uteri/el cuello uterino
la placenta
la vagina
la vulva
los labios (mayores, menores)
el fondo de Douglas
el pubis
la sínfisis púbica
el músculo de cierre, del esfinter

Die Bauchhöhle

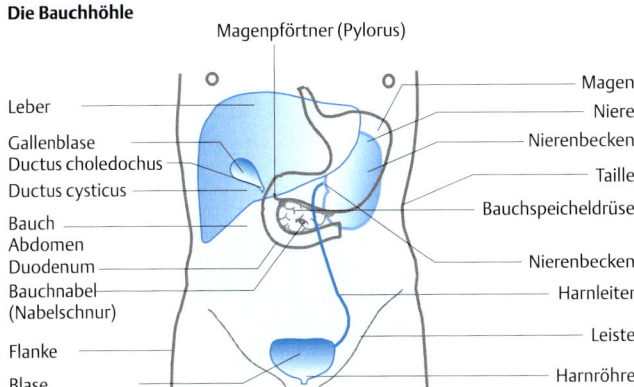

Magenpförtner (Pylorus)

Leber

Gallenblase
Ductus choledochus
Ductus cysticus

Bauch
Abdomen
Duodenum
Bauchnabel
(Nabelschnur)

Flanke

Blase

Magen
Niere
Nierenbecken
Taille
Bauchspeicheldrüse

Nierenbecken
Harnleiter

Leiste

Harnröhre

3

Andere:
Bauchdecke
Omentum majus
Peritoneum
Gallengangsystem, Galle
Milz
große/kleine Magenkurvatur
Darm, Dickdarm,
Dünndarm,
Sigma,
Rektum, Anus
Blinddarm
Nebennieren
Retroperitonealraum

Geschlechtsorgane
Prostata, Samenblase
Hoden, Nebenhoden,
Hodensack, Skrotum
Samenleiter
Penis, Eichel
Eierstock, Eileiter
Gebärmutter
Gebärmutterhals
Plazenta
Vagina
Vulva
große/kleine Schamlippe
Douglas-Raum
Schambein
Schambeinfuge
Schließmuskel

3

La espalda

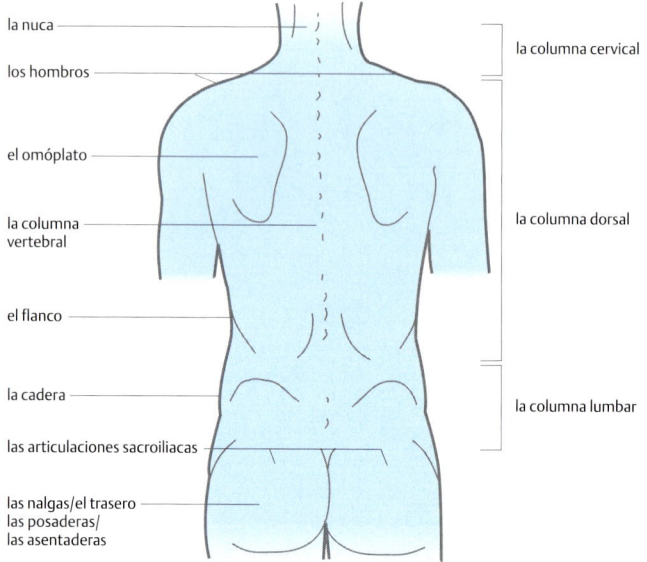

la nuca

los hombros

la columna cervical

el omóplato

la columna
vertebral

la columna dorsal

el flanco

la cadera

la columna lumbar

las articulaciones sacroiliacas

las nalgas/el trasero
las posaderas/
las asentaderas

Otras:
la pelvis	el coxis	el disco intervertebral
el sacro	la vértebra, la vértebra lumbar	la piel
el iliaco	la médula espinal	los nervios cutáneos
el isquion		el tronco

Der Rücken

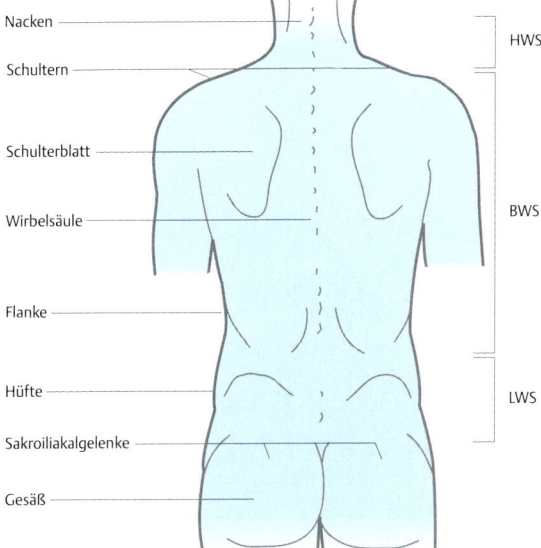

Nacken
Schultern
Schulterblatt
Wirbelsäule
Flanke
Hüfte
Sakroiliakalgelenke
Gesäß

HWS
BWS
LWS

3

Andere:

Becken	Steißbein	Bandscheibe
Kreuzbein	Wirbel, Lendenwirbel	Haut
Darmbein	Rückenmark	Hautnerven
Sitzbein		Rumpf

La pierna

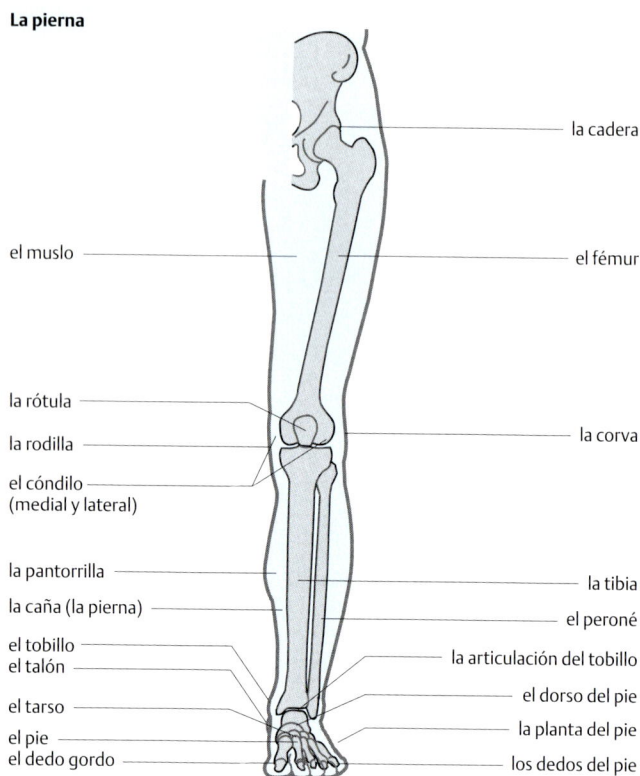

la cadera

el muslo — — el fémur

la rótula

la rodilla — la corva

el cóndilo
(medial y lateral)

la pantorrilla — la tibia

la caña (la pierna) — el peroné

el tobillo — la articulación del tobillo
el talón

el tarso — el dorso del pie

el pie — la planta del pie
el dedo gordo — los dedos del pie

Otras:
la ingle   el ligamento cruzado
el músculo   el ligamento lateral externo
el menisco   el ligamento lateral interno
el tendón de Aquiles

Das Bein

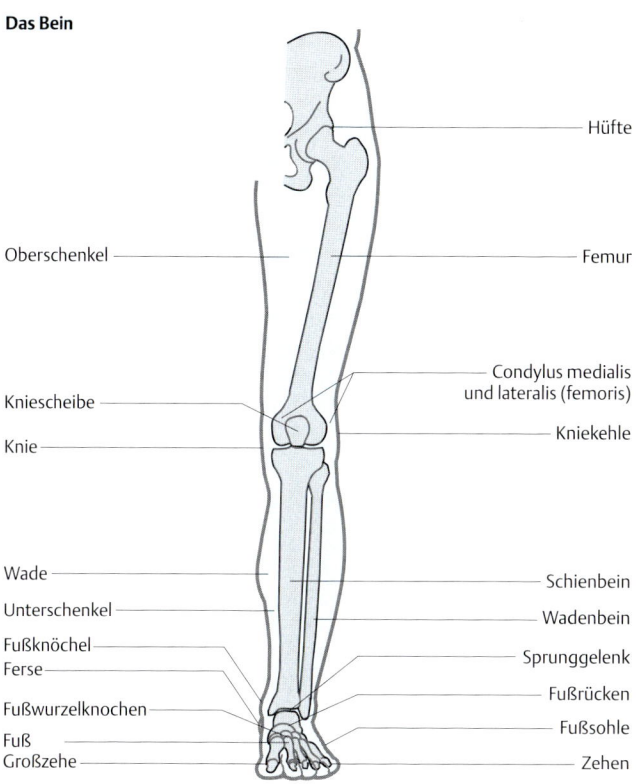

Oberschenkel

Kniescheibe

Knie

Wade

Unterschenkel

Fußknöchel

Ferse

Fußwurzelknochen

Fuß

Großzehe

Hüfte

3

Femur

Condylus medialis
und lateralis (femoris)

Kniekehle

Schienbein

Wadenbein

Sprunggelenk

Fußrücken

Fußsohle

Zehen

Andere:

Leiste	Kreuzband
Muskel	äußeres Seitenband
Meniskus	inneres Seitenband
Achillissehne	

4 Anamnesis

Datos personales

¿Cómo se llama usted?
¿Cuáles son sus apellidos?
¿Cuál es su dirección?
¿Cuál es su número de teléfono?
¿Cuántos años tiene?
¿Cuándo nació usted?
¿Dónde ha nacido usted?

¿Cuál es su número de la Seguridad Social?
¿Qué tipo de seguro médico tiene?
¿Ninguno?
¿Seguro social?
¿Ayuda pública?
¿Lleva consigo su tarjeta/cartilla del seguro médico?
¿Cómo se llama su médico de cabecera/familia?

Enfermedad actual

¿Cuál es el problema?
¿Qué molestias tiene?
¿Qué le pasa?
¿Cuándo empezaron las molestias?
Hace (X) horas.
Hace (X) días.
Hace (X) meses.

¿Tiene fiebre?
¿Tiene náuseas o vómitos?
¿Le falta el aire al respirar?
¿Tiene mareos?
¿Padece usted de alguna enfermedad del corazón?

Dolores

¿Dónde le duele?
¿Dónde le duele exactamente?
Muéstreme dónde le duele.
¿Cuándo empezó el dolor?

4 Anamnese

Personalien

Wie heißen Sie?
Wie heißen Sie mit Nachnamen?
Wo wohnen Sie?
Wie ist Ihre Telefonnummer?
Wie alt sind Sie?
Wann sind Sie geboren?
Wo sind Sie geboren?

Wie ist Ihre Sozialversicherungsnummer?
Wo/Wie sind Sie versichert?
Keine?
Sozialversicherung?
Public Aid?
Haben Sie Ihre Versicherungskarte bei sich?
Wie heißt Ihr (Haus-)Arzt?

Aktuelle Erkrankung

Welche Beschwerden haben Sie?

Wann haben die Beschwerden angefangen?
Vor (X) Stunden.
Vor (X) Tagen.
Vor (X) Monaten.

Haben Sie Fieber?
Übelkeit oder Erbrechen?
Haben Sie Luftnot?
Haben Sie Schwindel?
Leiden Sie unter einer Herzerkrankung?

Schmerzen

Wo haben Sie Schmerzen?
Wo genau haben Sie Schmerzen?
Zeigen sie mir, wo der Schmerz sitzt.
Wann haben die Schmerzen angefangen?

¿Dónde empezó el dolor?
¿Ha empeorado su estado desde que comenzó el dolor?
¿Le pasa/va el dolor a otro lugar?
Señale adonde le pasa/va el dolor.

¿Se despierta usted por el dolor?
¿Le da el dolor a mediodía?
¿Le da el dolor al término de la tarde?
¿Le da el dolor de noche?

¿Empezó el dolor poco a poco?
¿Empezó el dolor de repente?
¿Es el dolor constante?
¿Es el dolor intermitente?

¿Es el dolor muy severo (agudo)?
¿Es el dolor leve?
¿El dolor le va y viene?
¿Es el dolor constante?

¿Cuánto tiempo le dura el dolor?
(X) segundos.
(X) minutos.
(X) horas.

¿Cómo es el dolor?/¿Cómo describiría usted el dolor?
¿Es tirante?
¿Es agudo?/¿Es punzante?
¿Es fuerte?
¿Es agudo/violento?
¿Es desgarrador?
¿Es punzante y constante a la vez?
¿Es como si le pincharan con un cuchillo/una aguja?

¿Es el dolor insoportable?
¿Es quemante?/¿Es abrasante?
¿Es opresivo?
¿Es como calambres?

¿Ha tenido este tipo de dolor antes?
¿Qué cosas le causan el dolor?
¿Qué le mejora el dolor?

¿Es el dolor igual desde que empezó?
…mejor (menos doloroso)?
…peor (más doloroso)?

Wo hat der Schmerz angefangen?
Hat sich Ihr Zustand seit Beginn der Schmerzen verschlechtert?
Strahlt der Schmerz aus?
Zeigen Sie bitte, wo der Schmerz hinzieht.

Wachen Sie vom Schmerz auf?
Kommt der Schmerz mittags?
Kommt der Schmerz am späten Nachmittag?
Kommt der Schmerz nachts?

Hat der Schmerz allmählich begonnen?
Hat der Schmerz plötzlich begonnen?
Ist der Schmerz andauernd?
Tritt der Schmerz periodisch auf?

Ist der Schmerz sehr heftig (akut)?
Ist der Schmerz leicht?
Kommt und geht der Schmerz?
Ist der Schmerz konstant?

Wie lange hält der Schmerz an?
(X) Sekunden.
(X) Minuten.
(X) Stunden.

Wie ist der Schmerz?
Ziehend?
Stechend/scharf?
Stark?
Heftig?
Reißend?
Bohrend?
Wie ein Messer/eine Nadel?

Ist der Schmerz unerträglich?
Brennt es?
Haben Sie ein Druckgefühl?
Ist der Schmerz krampfartig?

Hatten Sie diese Art von Schmerz schon einmal?
Was verursacht die Schmerzen?
Was lindert die Schmerzen?

Ist der Schmerz gleich geblieben?
…besser?
…schlechter?

¿Ha tomado algo para el dolor?
¿Aspirinas?
¿Bebidas alcohólicas?
¿Cualquier otra cosa?

Enfermedades anteriores

¿Tiene usted algún problema médico como…
… alta presión sanguínea/hipertensión?
… diabetes?
… asma?
… epilepsia?
…alguna enfermedad del corazón?
… úlceras de estómago?

¿Es usted alérgico, -a a….?
…determinados medicamentos?
…la penicilina?
… líquidos de pigmentación/contraste?
… tiritas?
… alimentos?
… polen y hierbas ?
… polvo o ácaros?
… animales domésticos?

¿Sabe usted qué grupo sanguíneo tiene?
¿Ha sido operado, -a alguna vez?
¿Cuándo fue la última vez que se vacunó del tétano?
¿Qué enfermedades infantiles ha pasado/ha tenido usted?

Anamnesis de medicamentos

¿Toma usted medicamentos?
¿Qué medicamentos?
¿Toma usted los medicamentos todos los días?

¿Los ha tomado hoy?
¿Los tomó ayer?
¿Cualquier otra cosa?

¿Toma usted somníferos?
… laxantes?
… insulina?
¿Ha traído los medicamentos consigo?
¿Cuándo fue la última vez que tomó sus medicamentos?

Haben Sie etwas gegen die Schmerzen eingenommen?
Aspirin?
Alkohol?
Irgendetwas anderes?

Frühere Krankheiten

Haben Sie irgendwelche Grunderkrankungen, wie…
… Bluthochdruck?
… Diabetes?
… Asthma?
… Epilepsie?
… Herzerkrankung?
… Magenulkus?

Sind Sie allergisch gegen…
…bestimmte Medikamente?
… Penicillin?
… Kontrastmittel?
… Pflaster?
… Nahrungsmittel?
… Pollen und Gräser?
… Hausstaub oder Milben?
… Haustiere?

Wissen Sie, welche Blutgruppe Sie haben?
Sind Sie schon einmal operiert worden?
Wann sind Sie zuletzt gegen Tetanus geimpft worden?
Welche Kinderkrankheiten haben Sie gehabt?

Medikamentenanamnese

Nehmen Sie Medikamente?
Welche Medikamente?
Nehmen Sie die Medikamente täglich?

Haben Sie sie heute genommen?
Haben Sie sie gestern genommen?
Irgendetwas anderes?

Nehmen Sie Schlafmittel?
… Abführmittel?
… Insulin?
Haben Sie die Medikamente bei sich?
Wann haben Sie zuletzt Ihre Medizin genommen?

¿Ha tomado ya algo para/contra...
...el dolor?
...la fiebre?
...los vómitos?

¿Qué ha tomado?
¿Toma usted la píldora (anticonceptiva)?

Anamnesis social y profesional

¿En qué trabaja usted?
¿A qué se dedica usted?

¿Está usted...
... casado, -a?
... soltero, -a?
... viudo, -a?
... divorciado, -a?
... separado, -a?

¿Tiene usted hijos?
¿Quiere que avisemos a sus familiares/parientes?

Anamnesis familiar

¿Hay alguna persona en su familia con estas molestias o parecidas?

¿Ha habido enfermedades en su familia tales como...(véase más arriba)?

Anamnesis vegetativa

¿Cómo se encuentra?
¿Se siente débil?
¿Se encuentra enfermo?
¿Se siente usted mal?

¿Cuánto pesa usted?
¿Ha perdido peso?
¿Ha tomado peso?
¿Cuánto mide ?

¿Fuma usted?
¿Cuántos cigarrillos fuma usted al día?

Haben Sie etwas eingenommen gegen…
…die Schmerzen?
…das Fieber?
…das Erbrechen?

Was haben Sie eingenommen?
Nehmen Sie die Pille?

Berufs- und Sozialanamnese

Was für eine Beschäftigung haben Sie?

4

Sind Sie…
…verheiratet?
…ledig/allein stehend?
…verwitwet?
…geschieden?
… getrennt lebend?

Haben Sie Kinder?
Möchten Sie, dass wir Ihre Angehörigen benachrichtigen?

Familienanamnese

Gibt es jemanden in Ihrer Familie mit gleichen oder ähnlichen
Beschwerden?
Sind in Ihrer Familie Krankheiten aufgetreten wie z. B.…
(siehe oben)?

Vegetative Anamnese

Wie fühlen Sie sich?
Fühlen Sie sich schwach?
Fühlen Sie sich krank?

Wie viel wiegen Sie?
Haben Sie abgenommen?
Haben Sie zugenommen?
Wie groß sind Sie?

Rauchen Sie?
Wie viele Zigaretten rauchen Sie am Tag?

¿Desde cuándo?
¿Toma bebidas alcohólicas?
¿Cuándo tomó alcohol por última vez?

¿Toma usted drogas tales como...
...marihuana?
...hachís?
...anfetaminas?
...éxtasis/drogas de diseño?
...cocaína?
...heroína (inhalada o intravenosa)?
...hongos alucinógenos?

4

¿Tiene usted buen apetito?
¿Poco apetito?
¿Sed?
¿Tiene usted ganas de vomitar?

¿Tiene usted...
...estreñimiento?
...diarrea?
...gases?

¿De qué color son sus heces?
¿Ha notado sangre en los excrementos/las heces?
¿Le arde cuando orina?
¿Orina más de lo normal?
¿Ha notado sangre en la orina?

¿Está embarazada?
¿Cuándo fue su última regla/menstruación?
¿Puede usted dormir bien?

El alta

el alta de solicitud
Usted necesita hacer reposo por un día.
No puede hacer deporte.
No cargue peso sobre la pierna.
Puede cargar un poco sobre la pierna.

la receta
prescribir/recetar
los efectos adversos
Tome la medicina (X) veces al día con la comida.
Usted necesita antibióticos.

Usted tiene que volver dentro de (X) días para un reconocimiento
de control (un chequeo).

Seit wann?
Trinken Sie Alkohol?
Wann haben Sie das letzte Mal Alkohol getrunken?

Nehmen Sie Drogen, wie z. B.…
…Marihuana?
…Haschisch?
…Amphetamine?
…Ecstasy/Designer-Drogen?
…Kokain?
…Heroin (geschnieft oder gespritzt)?
…Pilze?

Haben Sie guten Appetit?
Wenig Appetit?
Durst?
Haben Sie Brechreiz?

Haben Sie…
…Verstopfung?
…Durchfall?
…Blähungen?

Welche Farbe hat Ihr Stuhl?
Haben Sie Blut im Stuhl bemerkt?
Brennt es beim Wasserlassen?
Müssen Sie häufiger als normal zur Toilette?
Haben Sie Blut im Urin bemerkt?

Sind Sie schwanger?
Wann hatten Sie Ihre letzte Periode?
Können Sie gut schlafen?

Entlassung

Entlassung auf eigenen Wunsch
Sie müssen einen Tag ruhen.
Sie dürfen keinen Sport treiben.
Sie dürfen das Bein nicht belasten.
Sie können das Bein ein wenig belasten.

Rezept
verschreiben
unerwünschte Nebenwirkungen
Nehmen Sie die Medizin (X) mal täglich zum Essen ein.
Sie müssen Antibiotika nehmen.

Sie müssen in (X) Tagen zur Kontrolluntersuchung wiederkommen.

4

Vaya a un especialista en (X) días (semanas).
Consulte a su médico en (X) días.
Consulte a su doctor para los resultados de las pruebas de sangre.

Conversación con la familia/los parientes

¿Es usted/Son ustedes…
…la esposa/el esposo
…la pareja
…la madre/el padre/los padres

…el suegro/la suegra/los suegros
…la hija/el hijo
…la nuera/el yerno
…la hermana/el hermano

…la abuela/el abuelo/los abuelos
…la tía/el tío
…los parientes
…el tutor
del paciente X?

¿Quería usted hablar conmigo?
Necesito preguntarle /-les unas cosas.
Por favor espere (un momento) fuera.
Por favor salga usted de la habitación.

Usted debe comprar los medicamentos que están en la receta.
Usted tiene que firmar esta declaración de conformidad.

Sobre eso no puedo darle a usted ninguna información.
Secreto profesional médico
Su esposa (Su esposo…) ha resistido bien la operación.
Ella/Él se encuentra bien teniendo en cuenta las circunstancias.

Su estado es estable/crítico.
El pronóstico es (relativamente) bueno/malo.
No se preocupe.
Según lo previsto ella/él tiene que permanecer aquí (X) días.

Él/Ella tiene que reposar unos días.
Desgraciadamente tengo que comunicarle que su esposa
(su esposo…) ha fallecido.
Mi más sentido pésame.
la morgue/el depósito de cadáveres
el enterramiento/el sepelio
la autopsia

Gehen Sie in (X) Tagen (Wochen) zu einem Spezialisten.
Gehen Sie in (X) Tagen wieder zu Ihrem Arzt.
Fragen Sie bei Ihrem Hausarzt wegen der Ergebnisse der Blut-
untersuchung nach.

Gespräch mit Angehörigen

Sind Sie die/der …
… Ehefrau/Ehemann
… Lebensgefährtin/Lebensgefährte
… Mutter/Vater/Eltern

… Schwiegermutter/-vater/-eltern
… Tochter/Sohn
… Schwiegertochter/Schwiegersohn
… Schwester/Bruder

… Großmutter/Großvater/Großeltern
… Tante/Onkel
… Angehörigen
… Erziehungsberechtigte
von der Patientin/dem Patienten X?

Sie wollten mich sprechen?
Ich muss Ihnen ein paar Fragen stellen.
Bitte warten Sie (kurz) vor der Tür.
Bitte verlassen Sie das Zimmer/den Raum.

Sie müssen die Medikamente kaufen, die auf dem Rezept stehen.
Sie müssen diese Einverständniserklärung unterschreiben.

Ich darf Ihnen darüber keine Auskunft geben.
Ärztliche Schweigepflicht
Ihre Ehefrau (Ihr Ehemann…) hat die Operation gut überstanden.
Ihr/Ihm geht es den Umständen entsprechend gut.

Ihr/Sein Zustand ist stabil/kritisch.
Die Prognose ist (relativ) gut/schlecht.
Machen Sie sich keine Sorgen.
Voraussichtlich muss sie/er (X) Tage hier bleiben.

Er/Sie muss sich noch ein paar Tage erholen.
Ich muss Ihnen leider mitteilen, dass Ihre Ehefrau (Ihr Ehemann…)
verstorben ist.
Mein herzliches Beileid.
Leichenhalle
Begräbnis/Totenmesse
Sektion/Autopsie

4

Aufnahmebogen

HOSPITAL GENERAL (Allgemeinkrankenhaus)
HOJA DE URGENCIAS (Aufnahmebogen)

IDENTIFICACIÓN DEL PACIENTE (Personalien)

APELLIDOS Y NOMBRE: ………………………………
(Familienname und Vorname)

NACIDO EN: ……… FECHA: ………… EDAD: ………… SEXO: ……….
(Geburtsort) (Geburtsdatum) (Alter) (Geschlecht)

NUM. S.S.: ……………………… FINANCIACIÓN: ……………….
(Sozialversicherungsnummer) (Finanzierung)

DOMICILIO: ………………………….
(Adresse)

CIUDAD: ……… CÓDIGO POSTAL: …….. PROVINCIA: ……….. PAÍS: …….
(Stadt) (Postleitzahl) (Provinz) (Land)

TELÉFONO: ……… TELÉFONO DE CONTACTO: ………….. DISTRITO: …………
(Telefonnummer) (Kontaktnummer) (Distrikt)

DATOS RELACIONADOS CON LA ASISTENCIA (Daten bezüglich der Behandlung)

NÚMERO REGISTRO: ………….. FECHA: ……………….. HORA: …………
(Registriernummer) (Datum) (Uhrzeit)

UNIDAD ASISTENCIA: ………….. REMITIDO POR: ……….. MOTIVO: ………
(Station) (Überweisung durch:) (Grund)

> ANAMNESIS/EXPLORACIONES/TRATAMIENTO ADMINISTRADO
> (Anamnese/Untersuchung/Behandlung)
>
> IMPRESIÓN DIAGNÓSTICA (Vorläufige Diagnose)
>
> TRATAMIENTO RECOMENDADO A SEGUIR (Empfohlenes Therapieverfahren)

DATOS DE SALIDA (Entlassungsdaten)

DESTINO: ………………………….
(Ziel)

DOMICILIO: ……………………. PASO A HOSPITAL-SERVICIO: …………….
(Anschrift) (Vorübergehende Einweisung in ein anderes Krankenhaus)

EXITUS: …………………………. CONS. EXTERNAS-CONSULTA: ……………….
(Exitus) (Externe Behandlung)

MED. CABECERA: ………………… TRASLADO A OTRO HOSPITAL: …………….
(Hausarzt) (Überweisung in ein anderes Krankenhaus)

ALTA VOLUNTARIA: ……………… FUGADO: …………………………………
(Entlassung auf eigenen Wunsch) (Geflüchtet)

CÓDIGO (Code):
MÉDICO: ………….. UNID. ASISTENCIA …………. FECHA: ……… HORA: …….
(Arzt) (Station) (Datum) (Uhrzeit)

FIRMA: ………………………. RECIBÍ: ……………………….
(Unterschrift) (Empfangen)

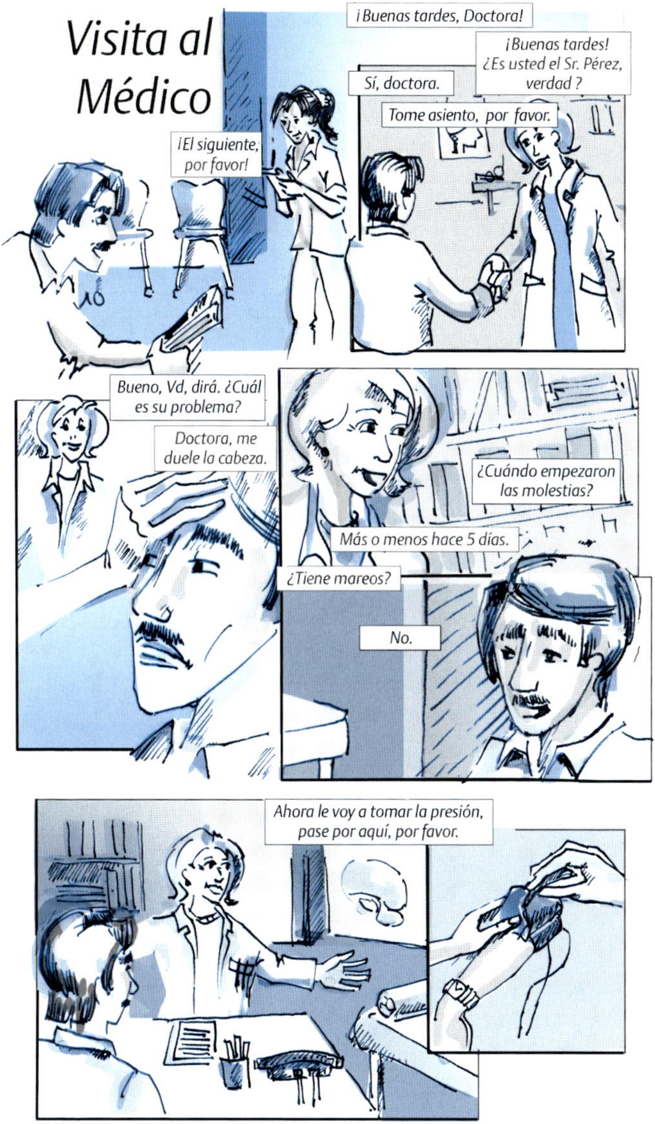

Visita al Médico

4

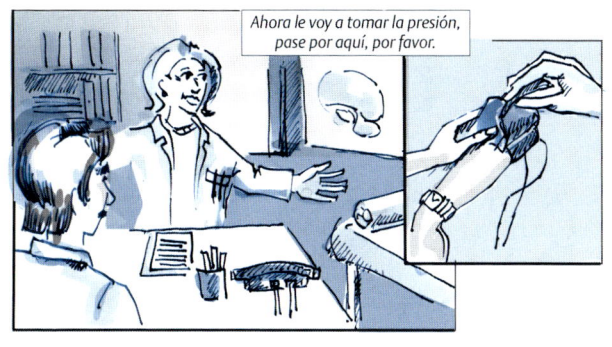

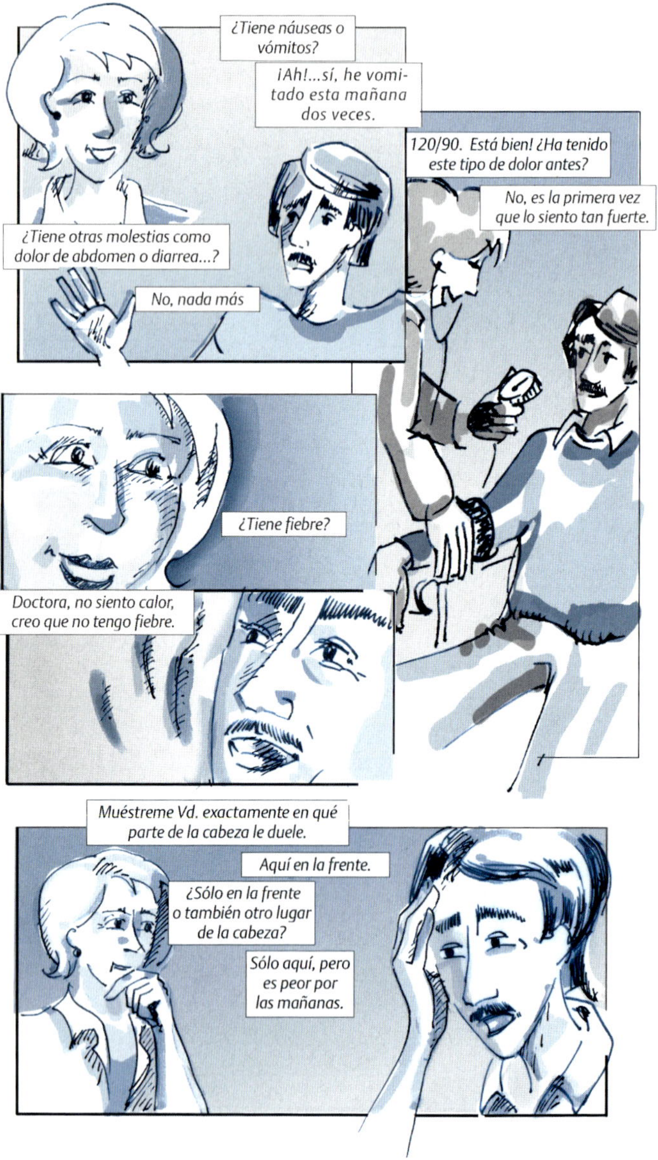

4

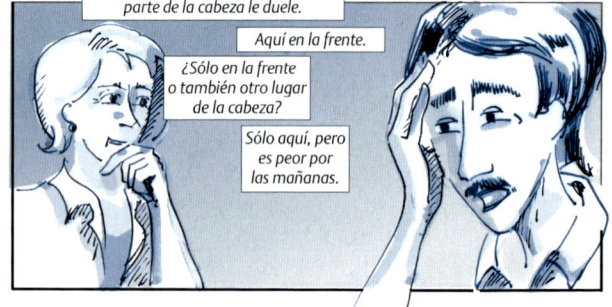

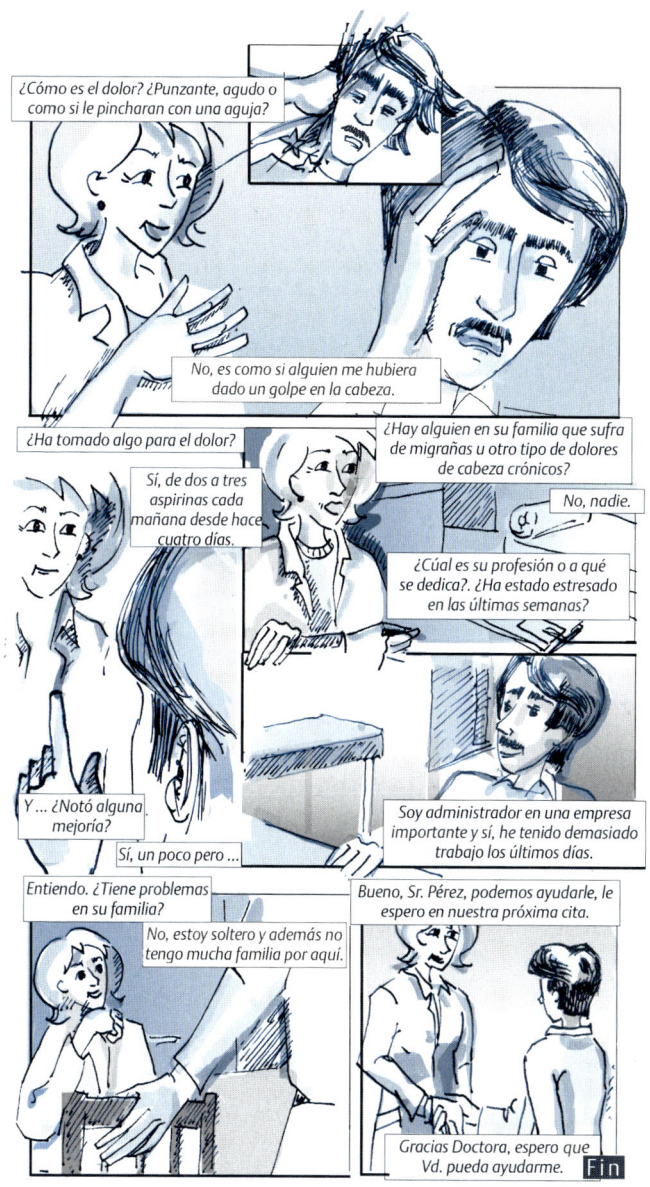

Visita al médico
Der Arztbesuch (Übersetzung)

4

Sprech-stundenhilfe:	Der Nächste, bitte.
Patient:	Guten Tag, Frau Doktor!
Ärztin:	Guten Tag, Sie sind Herr Pérez, nicht wahr?
Patient:	Ja, Frau Doktor!
Ärztin:	Nehmen Sie bitte Platz.
	Gut, erzählen Sie mir bitte: Was ist Ihr Problem?
Patient:	Frau Doktor, ich habe Kopfschmerzen.
Ärztin:	Wann haben Ihre Beschwerden angefangen?
Patient:	Ungefähr vor 5 Tagen.
Ärztin:	Ist Ihnen schwindelig?
Patient:	Nein.
Ärztin:	Ich werde jetzt Ihren Blutdruck messen – kommen Sie bitte mit. – Ist Ihnen übel oder haben Sie erbrochen?
Patient:	Hm … ja, ich habe heute Morgen zwei Mal erbrochen.
Ärztin:	Haben Sie andere Beschwerden wie Bauchschmerzen oder Durchfall?
Patient:	Nein, nichts weiter.
Ärztin:	Haben Sie Fieber?
Patient:	Frau Doktor, mir ist nicht heiß, ich glaube nicht, dass ich Fieber habe.
Ärztin:	120/90; ist in Ordnung. Hatten Sie diese Art von Schmerzen schon einmal?
Patient:	Nein, es ist das erste Mal, dass es so schlimm ist.
Ärztin:	Zeigen Sie mir genau, welcher Teil des Kopfes wehtut.
Patient:	Hier, an der Stirn.
Ärztin:	Nur an der Stirn oder auch an einer anderen Stelle des Kopfes?
Patient:	Nur hier, aber morgens ist es schlimmer.
Ärztin:	Wie ist der Schmerz? Stechend, sehr heftig oder wie Nadelstiche?
Patient:	Nein … es ist wie ein Schlag gegen den Kopf.
Ärztin:	Haben Sie etwas gegen die Schmerzen eingenommen?
Patient:	Ja, zwei bis drei Aspirin jeden Morgen seit vier Tagen.
Ärztin:	Und … ist es besser geworden?
Patient:	Ja, aber nur ein bisschen …

Ärztin:	Gibt es jemanden in Ihrer Familie, der an Migräne oder anderen Formen von Kopfschmerzen leidet?
Patient:	Nein, niemanden.
Ärztin:	Was sind Sie von Beruf oder als was arbeiten Sie? Hatten Sie Stress in den letzten Wochen?
Patient:	Ich bin Manager einer großen Firma und hatte viel zu tun in den letzten Tagen.
Ärztin:	Ich verstehe. Haben Sie familiäre Probleme?
Patient:	Nein, ich bin allein stehend und habe kaum Familie hier.
Ärztin:	Gut, Herr Pérez. Wir werden Ihnen helfen können. Ich erwarte Sie zu unserem nächsten Termin.
Patient:	Danke, Frau Doktor, ich hoffe, Sie können mir helfen.

4

ENDE

5 Examen, diagnóstico y resultados

Sra./Sr. Rodríguez, pase.
Voy a examinarla/-lo

5.1 La cabeza y el cuello

La movilidad

Voltee la cabeza hacia la derecha/izquierda.
Mueva la cabeza hacia atrás.
Mueva la cabeza hacia abajo.

Resultados:
- libre
- limitada

Los ojos

Mire hacia la luz, por favor.
¿Ve peor de lo normal?
¿Usa usted gafas (lentes de aumento) o lentes de contacto?

Resultados:
- normal (sin valor patológico)
- escleras ictéricas
- estrabismo
- astigmatismo
- exoftalmos
- *visión*
  - miope
  - hipermétrope
  - ciego

Los oídos

¿Oye usted peor?
¿Lleva usted un aparato para oír (mejor)/un audífono?
¿Usa una prótesis auditiva?

5 Untersuchung, Diagnostik und Befund

Frau/Herr Rodríguez, bitte.
Ich werde Sie jetzt untersuchen.

5.1 Kopf und Hals

Beweglichkeit

Drehen Sie Ihren Kopf zur rechten/linken Seite.
Nehmen Sie Ihren Kopf in den Nacken.
Beugen Sie den Kopf nach vorne.

Befund:
- frei
- eingeschränkt

Augen

Schauen Sie bitte ins Licht.
Sehen Sie schlechter als sonst?
Tragen Sie eine Brille oder Kontaktlinsen?

Befund:
- unauffällig (o. B.)
- Sklerenikterus
- Strabismus (Schielen)
- Astigmatismus
- Exophthalmus
- *Sehvermögen*
  - kurzsichtig
  - weitsichtig
  - blind

Ohren

Hören Sie schlechter?
Tragen Sie ein Hörgerät?

5

Resultados:
- normal (sin valor patológico)
- secreción
- *audición*
  - hipoacusia
  - sordo
  - hiperacusia

La nariz

¿Respira bien por la nariz?

Resultados:
- normal (sin valor patológico)
- secreción
- dificuldad respiratoria

5

La boca y la garganta

Abra la boca, por favor.
Saque la lengua.
Diga "aah".

Resultados:
- *lengua*
  - seca
  - cubierta/sucia
  - enrojecida

- *dentadura*
  - tratada
  - caries
  - prótesis

- *faringe*
  - no irritada
  - enrojecida
  - mucosidad, pus

- *amígdalas*
  - sin signos patológicos
  - engrosadas/agrandadas/hipertróficas
  - enrojecidas/hiperémicas
  - cubiertas
  - extirpadas

Befund:
- unauffällig (o.B.)
- Sekretion
- *Hörvermögen*
  - Schwerhörig(keit)
  - taub
  - Hyperakusis

Nase

Bekommen Sie durch die Nase gut Luft?

Befund:
- unauffällig (o.B.)
- Sekretion
- Atmung behindert

5

Mund und Rachen

Machen Sie bitte den Mund auf.
Strecken Sie die Zunge heraus.
Sagen Sie bitte „Aah".

Befund:
- *Zunge*
  - trocken
  - belegt
  - gerötet

- *Gebiss*
  - saniert
  - Karies
  - Prothese

- *Rachenring*
  - reizlos
  - gerötet
  - Schleim, Eiter

- *Tonsillen*
  - unauffällig
  - vergrößert
  - gerötet
  - belegt
  - entfernt

la halitosis
el aliento etílico

El cuello

¿Le duele al tragar?

Resultados:
- *glándula tiroides*
  - engrosada/agrandada
  - movible
  - nudosa

- *ganglios linfáticos*
  - palpables
  - dolorosos a la palpación
  - movibles
  - la adenopatía; el bubón

- *vasos sanguíneos*
  - estancia venosa
  - ruidos circulatorios

5.2 Órganos del pecho

El tórax

Por favor, quítese la ropa.
Siéntese, por favor.

Resultados:
- *forma*
  - normal
  - de barril
  - de embudo

La columna vertebral

Resultados:
- *forma*
  - normal
  - cifosis

Mundgeruch/Foetor ex ore
Foetor alcoholicus/"Alkoholfahne"

Hals

Haben Sie Schmerzen beim Schlucken?

Befund:
- *Schilddrüse*
  - vergrößert
  - schluckverschieblich
  - knotig

- *Lymphknoten*
  - palpabel
  - druckdolent
  - verschieblich
  - Lymphknotenschwellung

- *Gefäße*
  - Venenstauung
  - Strömungsgeräusche

5.2 Brustorgane

Thorax

Machen Sie sich bitte frei.
Setzen Sie sich, bitte.

Befund:
- *Form*
  - normal
  - fassförmig
  - trichterförmig

Wirbelsäule

Befund:
- Form
  - normal
  - Kyphose

- lordosis
- escoliosis

- *dolor*
  - dolor a la pega
  - dolor a la presión

Las mamas

Resultados:
- simétricas
- retracciones
- nódulos
- galactorrea

5

Los pulmones

Voy a auscultar sus pulmones.
Respire profundo, por favor.
Aguante la respiración, por favor.
Siga respirando, por favor.

Resultados:
- *percusión*
  - sonora
  - apagada
  - hipersonora
  - timpánica

- *fronteras pulmonales*
  - movibles
  - (X) dedos

- *respiración*
  - normal
  - a ambos lados igual
  - tirajes (en disnea)

- *sonidos respiratorios*
  - vesicular
  - disminuido
  - rudo
  - respiración bronquial

- *ruidos respiratorios*
  - gemidos

- – Lordose
- – Skoliose

- *Schmerz*
  - – Klopfschmerz
  - – Druckschmerz

Mammae

Befund:
- symmetrisch
- Einziehungen
- Knoten
- Galaktorrhoe

Lungen

5

Ich werde Ihre Lungen abhören.
Tief einatmen, bitte.
Halten Sie bitte die Luft an.
Weiteratmen, bitte.

Befund:
- *Klopfschall*
  - – sonor
  - – gedämpft
  - – hypersonor
  - – tympanitisch

- *Lungengrenzen*
  - – verschieblich
  - – (X) Querfinger

- *Atmung*
  - – normal
  - – seitengleich
  - – Einziehungen (bei Dyspnoe)

- *Atemgeräusch*
  - – vesikulär
  - – abgeschwächt
  - – verschärft
  - – Bronchialatmung

- *Nebengeräusche*
  - – Giemen

- silbidos
- roncos
- estertor
- fricción pleural
- crepitación

El corazón

Voy a auscultar su corazón.
Túmbese, por favor.
Túmbese boca arriba.
Respire profundo, expulse todo el aire y (entonces) aguante
la respiración.

Resultados:
- *fronteras*
  - ensanchadas

- *latido de la punta*
  - no palpable
  - potente

- *tonos*
  - limpios
  - apagados
  - fuertes
  - desdoblados

- *ruidos*
  - sistólico/diastólico
  - en forma de banda
  - en forma de huso
  - crescendo/decrescendo

- *ritmo*
  - regular
  - arrítmico
  - extrasístoles
  - frecuencia

- fricción pericárdica
- presión arterial en mmHg
- *pulso*
  - periférico
  - central

- Pfeifen
- Brummen
- Rasselgeräusche
- Pleurareiben
- Knisterrasseln (Krepitation)

Herz

Ich werde Ihr Herz abhören.
Legen Sie sich bitte hin.
Legen Sie sich auf den Rücken.
Tief einatmen, tief ausatmen und dann bitte die Luft anhalten.

Befund:
- *Grenzen*
  - verbreitert
- *Herzspitzenstoß*
  - nicht tastbar
  - hebend
- *Töne*
  - rein
  - leise
  - laut
  - gespalten
- *Geräusche*
  - systolisch/diastolisch
  - bandförmig
  - spindelförmig
  - crescendo/decrescendo
- *Rhythmus*
  - regelmäßig
  - (absolut) arrhythmisch
  - Extrasystolen
  - Frequenz
- Perikardreiben
- Blutdruck in mmHg
- *Puls*
  - peripher
  - zentral

5.3 El abdomen

Voy a examinarle la barriga.
Por favor, relájese.
Doble las rodillas, por favor.

Voltéese hacia el lado derecho (izquierdo).
¿Le duele aquí?
¿Duele más cuando presiono o cuando suelto?

Resultados:
- *pared abdominal*
  - blanda/depresible
  - dura
  - defensa muscular
  - irritación peritoneal
  - inflada/distendida
  - ascitis
  - resistencia
  - hernia (reducible)

- *ruidos abdominales*
  - normales
  - raros
  - silencio (total)
  - aumentados

- *hígado*
  - palpable
  - borde agudo/romo
  - liso/nodular
  - blando/tosco/duro

- *vesícula biliar*
  - palpable
  - engrosada/agrandada

- *bazo*
  - palpable
  - engrosado/agrandado
  - blando/duro

- *fosa renal*
  - libre
  - dolor a la pega

5.3 Abdomen

Ich werde Ihren Bauch untersuchen.
Entspannen Sie sich, bitte.
Beugen Sie die Knie, bitte.

Drehen Sie sich auf die rechte (linke) Seite.
Haben Sie hier Schmerzen?
Tut es mehr weh, wenn ich drücke oder wenn ich loslasse?

Befund:
- *Bauchdecke*
  - weich
  - hart
  - Abwehrspannung
  - Peritonealreizung
  - gebläht
  - Aszites
  - Resistenz
  - Hernie (reponierbar)

- *Darmgeräusche*
  - unauffällig
  - spärlich
  - „Totenstille"
  - verstärkt

- *Leber*
  - palpabel
  - scharfrandig/stumpf
  - glatt/höckrig
  - weich/derb/hart

- *Gallenblase*
  - palpabel
  - vergrößert

- *Milz*
  - palpabel
  - vergrößert
  - weich/derb

- *Nierenlager*
  - frei
  - klopfschmerzhaft

5.4 Examen rectal

Necesito hacerle un examen del recto.
Por favor, quítese la ropa interior
Voltéese hacia el lado derecho (izquierdo).

Resultados:
- *inspección*
  - fisuras
  - fístula
  - hemorroides
  - prolapso

- *palpación*
  - tono esfinteriano
  - resistencias
  - mucosa lisa

- *próstata*
  - engrosada/agrandada
  - blanda/tosca/dura
  - nodular
  - dolorosa
- sangre/heces en el dedil

5.5 Los genitales

Resultados:
- normal
- vello
- tamaño de los testículos

5.6 Las extremidades

Resultados:
- *articulaciones*
  - movibles
  - movilidad limitada

- varices
- edemas
- el perímetro
- alteraciones tróficas (p.ej. escara de decúbito, ulcus cruris)
- excoriada/irritada (piel)

5.4 Rektale Untersuchung

Ich muss Sie rektal untersuchen.
Ziehen Sie bitte die Unterwäsche aus.
Drehen Sie sich auf die rechte (linke) Seite.

Befund:
- *Inspektion*
  - Fissuren
  - Fisteln
  - Hämorrhoiden
  - Prolaps

- *Palpation*
  - Sphinktertonus
  - Resistenzen
  - glatte Schleimhaut

- *Prostata*
  - vergrößert
  - weich/derb/hart
  - knotig
  - druckschmerzhaft
- Blut/Stuhl am Fingerling

5.5 Genitalien

Befund:
- unauffällig
- Behaarung
- Hodengröße

5.6 Extremitäten

Befund:
- *Gelenke*
  - frei beweglich
  - eingeschränkte Beweglichkeit

- Varizen
- Ödeme
- Umfang
- trophische Störungen (z. B. Dekubitus, Ulcus cruris)
- wund (Haut)

5

- las uñas (en vidreo) de reloj
- el uñero
- pigmentación

5.7 El estado neurológico

El sistema nervioso central (SNC)

Resultados:
- *estado de conciencia*
  - normal
  - somnoliento
  - comatoso

- *orientación*
  - orientado en el tiempo y en el espacio

- *voz*
  - borrosa
  - afónica
  - tartamudeo
  - logorrea

- *estado de ánimo*
  - eufórico
  - irritado
  - miedoso
  - depresivo

El sistema nervioso periférico (SNP)

Resultados:
- hemiplejia
- hemiparesia
- tetraplejia
- espástica
- rigor
- tremor/temblor
- *reflejos fisiológicos*
  - bíceps, tríceps, rótula, el tendón de Aquiles
  - regular
  - igual a ambos lados

- Uhrglasnägel
- Unguis incarnatus
- Pigmentierung

5.7 Neurologischer Status

Zentrales Nervensystem (ZNS)

Befund:
- *Bewusstseinslage*
  - normal
  - somnolent
  - komatös

- *Orientierung*
  - zeitlich und örtlich orientiert

- *Sprache*
  - verwaschen
  - heiser
  - Stottern
  - Logorrhoe

- *Stimmung*
  - euphorisch
  - gereizt
  - ängstlich
  - depressiv

5

Peripheres Nervensystem (PNS)

Befund:
- Hemiplegie
- Hemiparese
- Tetraplegie
- Spastik
- Rigor
- Tremor
- *physiologische Reflexe*
  - Bizeps, Trizeps, Patella, Achillessehne
  - regelrecht
  - seitengleich

- – elevado
- – disminuido
- *reflejos patológicos*
  - – Babinski
- *coordinación*
- *sensibilidad*
  - – falta de sensibilidad
  - – hormigueo
  - – sensación de entumecimiento

Los pares craneales

I **Nervio olfatorio**
¿Puede oler bien?
¿Le sabe la comida insípida?

Resultados:
- *sentido del olfato*
  - – normal
  - – modificado

II **Nervio óptico**
¿Ve usted peor que antes?
¿Ve usted doble?

Por favor, lea los números/las letras de la pizarra (en voz alta).
No mueva los ojos, por favor.
Dígame cuando ve usted mi dedo/el lápiz.

Resultados:
- visus
- *campo visual*
  - – estrechado/limitado

III **Nervio oculomotor/- motor ocular común**
IV **Nervio troclear /- patético**
VI **Nervio abducens/- motor ocular externo**
Mire hacia la luz, por favor.
Siga mi dedo con los ojos sin mover la cabeza, por favor.

Resultados:
- movilidad del bulbo
- *tamaño de las pupilas*
  - – estrechadas/dilatadas/(no) isocóricas
- reflejos de las pupilas
- ptisis

- – lebhaft
- – abgeschwächt
- *pathologische Reflexe*
  - – Babinski
- *Koordination*
- *Sensibilität*
  - – Ausfall
  - – Kribbeln
  - – Taubheitsgefühl

Hirnnerven

5

I **N. olfactorius**
Haben Sie Schwierigkeiten mit dem Riechen?
Schmeckt das Essen fad?

Befund:
- *Geruchssinn*
  - – normal
  - – verändert

II **N. opticus**
Sehen Sie schlechter als früher?
Sehen Sie doppelt?

Lesen Sie bitte die Zahlen/Buchstaben auf der Tafel vor.
Die Augen nicht bewegen, bitte.
Sagen Sie mir, wenn sie meinen Finger/den Stift sehen können.
(Gesichtsfeldprüfung)

Befund:
- Visus
- *Gesichtsfeld*
  - – eingeschränkt

III **N. oculomotorius**
IV **N. trochlearis**
VI **N. abducens**
Schauen Sie bitte ins Licht.
Folgen Sie mit den Augen meinem Finger, ohne den Kopf zu bewegen.

Befund:
- Bulbusmotilität
- *Pupillenweite*
  - – eng/weit/(an)isokor
- Pupillenreflexe
- Ptose

V Nervio trigémino
¿Le duele si aprieto aquí?
¿Lo siente igual a los dos lados?
¿Siente usted esto?
Abra la boca, por favor.
Apriete usted los dientes.

Resultados:
- *puntos de salida de los nervios*
  - libres/dolorosos al tacto

- *sensibilidad del rostro*
  - a ambos lados igual
  - insensible

- *musculatura masticatoria*
  - a ambos lados igual
  - reflejo de músculo masetero

VII Nervio facial
Frunza/arrugue usted la frente, por favor.
Cierre los ojos.
Silbe, por favor.

Sonría, por favor.
¿Se ha modificado su percepción de los sabores?
¿Oye usted más alto que antes?

Resultados:
- fruncimiento de la frente
- cierre de ojos
- silbidos, sonrisa
- gusto
- hiperacusis

VIII Nervio vestibulococlear/- auditivo
El examen de oído
¿Tiene usted problemas para oír?
Por favor, repita lo que yo diga.

El examen vestibular
¿Se siente mareado?/¿Tiene mareos?
Póngase de pie (párese), junte los pies y cierre los ojos.

Cierre los ojos y camine sin moverse del sitio.

V N. trigeminus
Tut es weh, wenn ich hier drücke?
Fühlt sich das auf beiden Seiten gleich an?
Spüren Sie das?
Öffnen Sie den Mund, bitte.
Beißen Sie die Zähne zusammen.

Befund:
- *Nervenaustrittspunkte*
  - frei/druckschmerzhaft

- *Gesichtssensibilität*
  - seitengleich
  - gefühllos

- *Kaumuskulatur*
  - seitengleich
  - Masseterreflex

VII N. facialis
Runzeln Sie bitte die Stirn.
Schließen Sie die Augen.
Pfeifen Sie bitte.

Lächeln Sie bitte.
Hat sich Ihr Geschmacksempfinden verändert?
Hören Sie lauter als sonst?

Befund:
- Stirnrunzeln
- Augenschluss
- Pfeifen, Lächeln
- Geschmack
- Hyperakusis

VIII N. vestibulocochlearis
Hörprüfung
Haben Sie Schwierigkeiten mit dem Hören?
Bitte sprechen Sie mir nach.

Vestibularisprüfung
Ist Ihnen schwindelig?
Stellen Sie sich bitte hin, die Füße zusammen, und schließen Sie die Augen.
Schließen Sie die Augen und treten Sie auf der Stelle.

IX Nervio glosofaríngeo
Dígame cómo sabe lo siguiente. (dulce, agrio, salado, amargo)
Por favor, abra bastante la boca.

X Nervio vago/neumogástrico
¿Tiene usted dificultades para tragar?

XI Nervio accesorio/- espinal
Levante los hombros.
Trate de mover la cabeza hacia un lado.

XII Nervio hipogloso
Muéstreme la lengua./Saque la lengua.

5.8 El fin del examen

Párese. (Hispanoamérica)
Póngase de pie. (España)
Póngase la ropa.
Ya puede vestirse.

Le informaremos tan pronto como el laboratorio nos dé los resultados.
Existe la posibilidad de que usted tenga...

5.9 La presentación del paciente

Ejemplo:
Es una paciente de 39 años de edad en su primer día postoperatorio. Se ha realizado una resección de un lipoma. La herida está en buenas condiciones. La paciente no refiere dolor ni impresión de fiebre, Recibe ahora Metronidazol y Cefalexina.

IX N. glossopharyngeus
Sagen Sie mir bitte, wie das schmeckt. (süß, sauer, salzig, bitter)
Machen Sie bitte den Mund weit auf.

X N. vagus
Haben Sie Beschwerden beim Schlucken?

XI N. accessorius
Ziehen Sie bitte die Schulter nach oben.
Versuchen Sie, den Kopf zur Seite zu drehen.

XII N. hypoglossus
Strecken Sie bitte die Zunge heraus.

5.8 Abschluss der Untersuchung

Stehen Sie auf.

Ziehen Sie die Kleider an.
Sie können sich wieder anziehen.

Wir informieren Sie, sobald die Werte aus dem Labor vorliegen.

Es besteht der Verdacht auf…(siehe „Erkrankungen")

5.9 Patientenvorstellung

Beispiel:
Frau X ist eine 39-jährige Patientin, erster postoperativer Tag nach einer Resektion eines Lipoms. Die Wunde ist reizlos/blande. Die Patientin berichtet weder über Schmerzen noch über erhöhte Temperatur. Sie erhält zurzeit Metronidazol und Cefalexin.

5.10 Röntgen

5.10 Rayos X

Röntgenbild
- in zwei Ebenen
- p.a.
- seitlich
- stehend
- liegend
- in Ex-/Inspiration

la radiografía/la placa radiográfica
- en dos planos
- posteroanterior
- lateral
- de pie
- acostado
- en es-/inspiración

Die Aufnahme ist:
- seitengleich
- symmetrisch
- verdreht
- überbelichtet

- verwackelt
- abgeschnitten
- scharf/unscharf

La toma:
- es a ambos lados igual
- es simétrica
- ha salido torcida
- ha tenido demasiado tiempo de exposición
- ha salido movida
- ha salido cortada
- es nítida/borrosa

Fremdmaterial (z. B. Splitter)

el material extraño (p.ej. la esquirla)

Herzkontur (-form, -größe)

el contorno (la forma –, el tamaño –) cardíaco, -a

Lungengrenzen
Hilus
Zwerchfellsinus
Gefäßzeichnung
Lage

la frontera pulmonar
el hilo
el seno costal
el dibujo vascular
la posición

Herd
Rundherd
Verdichtung/Verschattung

el foco
el foco redondo
el aumento de la densidad/el ensombrecimiento

Aufhellung
Verkalkung
Infiltrat
Spiegel
Raumforderung

el aclaramiento
la calcificación
el infiltrado
el nivel
el proceso

vergrößert/verbreitert
normal
altersentsprechend
typisch

engrosado/ensanchado
normal
de acuerdo con la edad
típico

vermindert/vermehrt	disminuido/aumentado
transparent	transparente
scharf abgegrenzt	bien limitado
diffus	difuso
homogen/inhomogen	homogéneo/no homogéneo
Kontrastmittel	el medio de contraste
Kontrastmittelaufnahme	la toma con producto/medio de contraste
Kontrastmitteleinlauf	el enema de contraste
Magen-Darm-Passage	el tránsito intestino
Intravenöse Pyelographie	la pielografía intravenosa
Angiographie	la angiografía
Koronarangiographie	la angiografía coronaria
Phlebographie	la flebografía

5.11 EKG

5

5.11 Electrocardiograma (ECG, EKG)

Ableitungen	la derivación
Welle	la onda
Strecke	el espacio
Intervall	el intervalo
Komplex	el complejo
Hebung	la elevación
Senkung	la depresión
Rhythmus	el ritmo
Frequenz	la frecuencia
Null-Linie	la linea 0
(un)regelmäßig	(ir)regular
verbreitert	ensanchado
hoch	alto
tief	bajo
AV-Block	el bloqueo de rama
I, II, III Grad	I, II, III grado
Flattern (Vorhof-, Kammer-)	el aleteo (auricular, ventricular)
Flimmern (Vorhof-, Kammer-)	la fibrilación (auricular, ventricular)
Systole/Diastole	la sístole/la diástole
supraventrikuläre/ventrikuläre Extrasystole	la extrasístole auricular/– ventricular
Herzschrittmacher	el marcapasos

5.12 Sonographie (Ultraschall)

5.12 Sonografía (Ultrasonido)

Längsschnitt	el corte longitudinal
Querschnitt	el corte transversal
Schallschatten	las sombras de ultrasonidos
echodichte Strukturen	las imágenes refringentes
4-Kammer-Blick	la vista de cuatro cámaras
Echokardiographie	la ecocardiografía
Struktur	la estructura
Endosonographie	el endosonografía
Länge	la longitud
Breite	la anchura
Umfang	la circunferencia
Volumen	el volumen
Berechnung	el cálculo
Restharnbestimmung	la determinación de la orina residual

6 Vocabulario ordenado por especialidad

↘ aktuelle Beschwerden

? erweiterte Anamnese, Vorgeschichte

◉ körperliche Untersuchung, Diagnostik

✎ schriftlicher Befund

í Information, Aufklärung, Therapie

! Anweisung

✂ invasiver Eingriff

6.1 Medicina interna y cirugía

El sistema cardiovascular/La respiración

Dolores de pecho

↘ ¿Le da el dolor cuando está sentado, -a o acostado, -a?
¿Le da el dolor cuando camina?
¿Después de cuántos metros al caminar le da el dolor?
¿Se le quita el dolor después de descansar (dejar de caminar)?

¿Siente además falta de aire cuando tiene el dolor?
¿Le dan además náuseas o vómitos cuando tiene el dolor?
¿Suda usted más de lo normal cuando le da el dolor?
¿Siente usted como si le apretaran el cuello?

¿Qué activades o cosas le producen el dolor?
– ¿Caminar?
– ¿Subir las escaleras?
– ¿Toser?
– ¿Respiración profunda?
– ¿La comida picante o frita?
– ¿El enojo emocional?

¿Se le hinchan los pies o los tobillos?
¿Se despierta por la noche por falta de aire?

6 Begriffe einzelner medizinischer Fachgebiete

6.1 Innere Medizin und Chirurgie

Herz-Kreislauf-System/Atmung

Brustschmerzen

Tritt der Schmerz auf, wenn Sie sich hinsetzen oder hinlegen?
Haben sie Schmerzen, wenn Sie gehen?
Nach wie vielen Metern bekommen Sie Schmerzen?
Ist der Schmerz weggegangen, wenn Sie sich ausgeruht haben (stehen geblieben sind)?
Haben Sie mit den Schmerzen auch Luftnot?
Treten mit den Schmerzen auch Übelkeit und Erbrechen auf?
Schwitzen Sie vermehrt, wenn Sie die Schmerzen haben?
Haben Sie ein Gefühl, als ob Ihnen der Hals zugedrückt würde?

Was verursacht die Schmerzen?
– Spazierengehen?
– Treppensteigen?
– Husten?
– Schweres Atmen?
– Das Essen von scharfen oder frittierten Speisen?
– Psychische Belastungen?

Waren Ihre Füße oder Knöchel geschwollen?
Wachen Sie nachts mit Luftnot auf?

? ¿Tiene una angina de pecho?
¿Algún miembro de su familia (padre, hermano, tío…) murió por alguna enfermedad del corazón antes de los 50 años?

¿Se ha puesto nitroglicerina debajo de la lengua?
¿Ha tomado antiácidos?
¿Cuántas pastillas/cápsulas de nitroglicerina ha tomado hoy?
¿Se le quitó el dolor después de tomar la nitroglicerina?

👁 ¿Le han hecho ya alguna vez un angiograma?
¿Le han dicho si usted tiene arteriostenosis coronaria?
¿Sabe si tiene el colesterol alto?
¿Le han hecho ya una prueba de esfuerzo físico?
– ¿Cuánto tiempo resistió usted?

i Usted tuvo un ataque cardíaco (un infarto al corazón).
Usted tiene una embolia pulmonar.
Usted tiene una insuficiencia cardíaca/una falla de bomba (agua en los pulmones).

Vamos a internarlo /-la en el hospital (en cuidados intensivos).

Voy a ponerle un medicamento debajo de la lengua -
dígame si se le quita el dolor.
Voy a darle una medicina para disolver la oclusión de las arterias de su corazón.

✂ la operación by-pass
la angioplastia coronaria transluminal percutánea
la cateterización en globo

Tos y falta de aire

↯ ¿Tiene tos?
¿Le sale flema cuando tose?
¿Le duele el pecho al toser?
¿Tiene escalofríos?

¿Sabe usted si ha tenido contacto con alguna persona con tuberculosis?
¿Tiene falta de aire?
¿Empezó la falta de aire poco a poco?
¿Empezó la falta de aire de repente?

¿Le falta la respiración al caminar?
¿Después de qué distancia?
¿Tiene falta de aire cuando está sentado/sin hacer nada?

Haben Sie eine Angina pectoris?
Sind in Ihrer Familie (Vater, Bruder, Onkel…) Todesfälle aufgrund von Herzerkrankungen vor dem 50. Lebensjahr bekannt?

Haben Sie Nitro sublingual genommen?
Haben Sie Antazida eingenommen?
Wie viele Nitro-Kapseln haben Sie heute genommen?
Sind die Schmerzen nach der Einnahme von Nitro weggegangen?

Wurde bei Ihnen eine Angiographie durchgeführt?
Wurde Ihnen gesagt, ob Sie eine Koronararterienstenose haben?
Wissen Sie, ob Sie hohe Cholesterinwerte haben?
Haben Sie einen Belastungstest gemacht?
– Wie lange haben Sie durchgehalten?

Sie hatten einen Herzanfall (Infarkt).
Sie haben eine Lungenarterienembolie.
Sie haben eine Herzinsuffizienz (Wasser in den Lungen).

Sie müssen stationär (auf die Intensivstation) aufgenommen werden .
Ich werde Ihnen ein Medikament unter die Zunge geben – sagen Sie mir dann, ob der Schmerz nachlässt.
Ich werde Ihnen Medizin geben, um den Arterienverschluss aufzulösen.

Bypass-Operation
PTCA (perkutane transluminale coronare Angioplastie)
Ballonkatheterisierung

Husten und Atemnot

Haben Sie Husten?
Haben Sie Husten mit Auswurf?
Haben Sie beim Husten Schmerzen in der Brust?
Haben Sie Schüttelfrost?

Wissen Sie, ob Sie mit an Tuberkulose erkrankten Personen in Kontakt gekommen sind?
Haben Sie Atemnot?
Hat sich die Atemnot langsam entwickelt?
Hat die Atemnot plötzlich angefangen?

Kommen Sie aus der Puste, wenn Sie spazieren gehen?
Nach welcher Strecke?
Haben Sie in Ruhe Atemnot?

6

¿Cuántas almohadas usa para dormir?
¿Se le hinchan los pies?

Para hacerle una gasometría necesitamos sacarle sangre de una arteria.
Necesitamos una muestra de esputo.

Póngase la máscara de oxígeno, por favor.
Deje de fumar.

el drenaje de Bülau
la pleurodesis

Asma

¿Cuándo empezó a notar que le faltaba el aire?
¿Es este ataque de asma peor que los anteriores?
¿Le duele el pecho cuando tose o respira profundo?

¿Qué cree usted que causó el ataque?
– ¿El tiempo?
– ¿Polvo?
– ¿Ejercicio físico?
– ¿Humo de tabaco?
– ¿Un enojo emocional?
– ¿Otra cosa?

¿Cuántas veces al mes tiene un ataque de asma?
¿Cuántas veces lo internaron por asma el año pasado?

¿Cuántas veces acudió a la sala de emergencias por ataques de asma el año pasado?
¿Lo han internado en cuidados intensivos por asma?

¿Usa un inhalador?
¿Cuántas veces ha usado el inhalador hoy?

Tenemos que intubarlo/-la.

Wie viele Kissen nehmen Sie zum Schlafen?
Haben Sie geschwollene Füße?

Für eine Blutgasanalyse müssen wir Blut aus einer Arterie nehmen.

Wir brauchen eine Sputumprobe.

Setzen Sie die Sauerstoffmaske bitte auf.
Geben Sie das Rauchen auf.

Bülau-Drainage
Pleurodese

Asthma

Wann hat die Atemnot angefangen?
Ist dieser Asthmaanfall schlimmer als frühere?
Haben Sie Brustschmerzen, wenn Sie husten oder tief einatmen?

Was, meinen Sie, könnte den Anfall ausgelöst haben?
– Das Wetter?
– Staub?
– Körperliche Anstrengung?
– Zigarettenrauch?
– Psychische Belastung?
– Etwas anderes?

Wie oft im Monat haben Sie einen Asthmaanfall?
Wie oft im vergangenen Jahr wurden Sie wegen Asthma stationär behandelt?
Wie oft im vergangenen Jahr waren Sie wegen eines Asthmaanfalls in der Notaufnahme?
Waren Sie früher schon einmal auf der Intensivstation wegen des Asthmas?

Benutzen Sie ein Spray?
Wie oft haben Sie das Spray heute genommen?

Wir müssen Sie intubieren.

6

El abdomen

Dolores abdominales

el abdomen crítico/el síndrome dolor abdominal
el traumatismo abdominal no penetrante

↯ ¿Le duele en la boca del estómago/el hueco epigástrico?
¿Tiene náuseas?
¿Siente necesidad de vomitar?
¿Empezó primero el dolor o los vómitos?

¿Adónde le ha pasado el dolor?
¿Cuántas veces ha vomitado hoy?
¿Cuándo fue la última vez que vomitó?
¿Ha podido retener líquidos o comida desde la última vez que vomitó?
¿Cuándo fue la última vez que comió?

¿Tiene diarrea?
¿Está estreñido, -a?
¿Tiene gases?/¿Está pasando gases/peditos (ugs.)?
¿Ha empeorado usted desde que comenzó el dolor?

? ¿Se ha dado un golpe en el abdomen?
¿Le han dicho si tiene…
…gastritis?
…pancreatitis?
…úlcera de estómago?
…hepatitis?
…colitis?
…cálculos o piedras en el riñón?
…cálculos o piedras en la vesícula?
¿Ha tenido alguna operación en el vientre/el abdomen?

i Usted tiene una perforación del apéndice (una perforación de estómago).

✂ la laparotomía
el anus praeter
el lavado peritoneal
la colangiopancreatografía retrógrada endoscópica

Abdomen

Abdominale Schmerzen

akutes Abdomen
stumpfes Bauchtrauma

Haben Sie Schmerzen in der Magengrube?
Ist Ihnen übel?
Müssen Sie erbrechen?
Hat zuerst der Schmerz oder das Erbrechen angefangen?

Wohin ist der Schmerz gewandert?
Wie oft haben Sie sich heute übergeben?
Wann haben Sie das letzte Mal erbrochen?
Konnten Sie Flüssigkeiten oder Essen bei sich behalten, nachdem Sie das letzte Mal erbrochen haben?
Wann haben Sie das letzte Mal etwas gegessen?

Haben Sie Durchfall?
Sind Sie verstopft?
Haben Sie Blähungen?
Hat sich Ihr Zustand seit Beginn der Schmerzen verschlechtert?

Haben Sie einen Schlag in den Bauch bekommen?
Wurde Ihnen gesagt, ob Sie…
…eine Gastritis haben?
…eine Pankreatitis haben?
…ein Magenulkus haben?
…Hepatitis haben?
…eine Kolitis haben?
…Nierensteine haben?
…Gallensteine haben?
Hatten Sie irgendwelche Bauchoperationen?

Sie haben einen Blinddarmdurchbruch (Magendurchbruch/ -perforation).

Laparotomie
Anus praeter
Peritoneallavage
ERCP (endoskopische retrograde Cholangiopankreatographie)

Náuseas y vómitos

↩ ¿Cuántos días hace que vomita?
¿Ha comido algo que le haya hecho daño?
¿Vomita cuando come comidas grasas o fritas?

❓ ¿Alguien más en su familia ha estado enfermo con vómitos o diarrea?
¿Ha estado acatarrado o con gripe?
¿Ha tenido parásitos o amebas?
¿Ha estado en contacto con alguien que tenga hepatitis?

❗ Evite comidas grasas o picantes y las bebidas alcohólicas.
Tome cosas líquidas como sopas/consomés, refrescos y jugos/-zumos.

Diarrea

↩ ¿Cuántas veces hace usted de vientre (al día)?
Normalmente, ¿cuántas veces va al baño (para obrar) al día?
¿Le dan dolores de estómago antes de la diarrea?
¿Se le quita el dolor cuando usa el baño?
¿Son los excrementos líquidos?
¿Ha notado sangre en los excrementos/las heces?

❓ ¿Ha viajado recientemente al extranjero?
¿Ha comido en restaurantes de comida rápida (como McDonald's) recientemente?
¿Hay alguien que viva con usted que tenga los mismos síntomas?

👁 ¿Puede darnos una muestra de excremento?

Estreñimiento

↩ ¿Cada cuántos días obra usted ahora?
¿Ha notado si sus heces son más fluidas (duras)?
¿Ha notado sangre solamente cuando se limpia?
¿Ha tenido diarrea antes de estreñirse?
¿Usa laxantes frecuentemente?

❗ Necesitamos ponerle una lavativa/un enema.

Übelkeit und Erbrechen

Seit wie vielen Tagen erbrechen Sie?
Haben Sie etwas gegessen, das Ihnen nicht bekommen ist?
Müssen Sie erbrechen, wenn Sie fettiges oder frittiertes Essen zu sich nehmen?

Leidet jemand anderes in Ihrer Familie auch an Übelkeit und Erbrechen?
Hatten Sie eine Erkältung oder eine Grippe?
Haben Sie Parasiten oder Amoeben gehabt?
Hatten Sie Kontakt zu Personen mit Hepatitis?

Vermeiden Sie fettige oder scharfe Speisen und Alkohol.
Trinken Sie Flüssigkeiten, wie Brühe, Erfrischungsgetränke und Saft.

Durchfall

Wie oft haben Sie Stuhlgang?
Wie oft gehen Sie normalerweise auf die Toilette?
Kommen die Bauchschmerzen vor dem Durchfall?
Gehen die Schmerzen weg, wenn Sie auf der Toilette waren?
Ist der Stuhl flüssig?
Haben Sie Blut im Stuhl?

Waren Sie in letzter Zeit im Ausland?
Haben Sie kürzlich in einem Fast-Food-Restaurant gegessen?

Leben/Wohnen Sie mit jemandem zusammen, der die gleichen Symptome hat?

Können Sie uns eine Stuhlprobe geben?

Verstopfung

Jeden wievielten Tag haben Sie jetzt Stuhlgang?
Haben Sie bemerkt, ob Ihr Stuhl dünner (härter) war?
Haben Sie das Blut nur auf dem Toilettenpapier bemerkt?
Hatten Sie Durchfall, bevor Sie die Verstopfung bekommen haben?
Nehmen Sie häufig Laxantien (Abführmittel)?

Wir müssen einen Einlauf machen.

6

❗ Coma muchas verduras y frutas frescas.
la fibra
la dieta blanda
Tome ocho vasos de agua al día.
No use laxantes.

Ictericia

↘ ¿Desde cuándo tiene la piel amarilla?
¿De qué color es su orina?
– ¿Es amarilla clara?
– ¿Es amarilla oscura?
– ¿Es del color de la Coca-Cola?

¿Flotan sus heces en la taza del inodoro/retrete?
Cuando usted fuma ¿le molesta el sabor del cigarrillo?

❓ ¿Ha sido vacunado, -a contra la hepatitis?
¿Ha recibido una transfusión de sangre recientemente?
¿Sufre de cirrosis (hepática)?
¿Tiene usted relaciones sexuales con hombres (mujeres, prostitutas)?

¿Tiene problemas de coagulación sanguínea?
¿Come usted frecuentemente en restaurantes de comida rápida?
¿Trabaja usted en un restaurante?
¿Prepara usted la comida?

👁 Vamos a hacerle una prueba de hepatitis.

❗ No tenga relaciones sexuales sin preservativos.

Hemorragia gastrointestinal superior

↘ ¿Ha vomitado sangre?
¿Ha notado que sus heces eran negras?

❓ ¿Ha sangrado del estómago en el pasado?
¿Fue usted operado a causa de una úlcera?

👁 Vamos a ponerle un tubo nasogástrico./Vamos a hacerle una endoscopia.
Trague cuando sienta el tubo en la garganta.

❗ Usted necesita una transfusión de sangre.
Usted necesita líquidos intravenosos.

❗ Evite las bebidas alcohólicas, las aspirinas y las comidas picantes.

Essen Sie viel frisches Obst und Gemüse.
Ballaststoffe
weiche Kost
Trinken Sie 8 Gläser Wasser pro Tag.
Nehmen Sie keine Abführmittel (Laxantien).

Ikterus

Seit wann ist Ihre Haut gelb?
Welche Farbe hat Ihr Urin?
– Ist er klar-gelblich?
– Ist er dunkelgelb?
– Sieht er aus wie Coca-Cola?

Schwimmt der Stuhl in der Kloschüssel?
Wenn Sie rauchen, ist der Zigarettengeschmack unangenehm?

Sind Sie gegen Hepatitis geimpft?
Haben Sie in letzter Zeit eine Bluttransfusion erhalten?
Haben Sie eine Leberzirrhose?
Haben Sie sexuelle Beziehungen zu Männern (Frauen, Prostituierten)?

Haben Sie Probleme mit der Blutgerinnung?
Essen Sie regelmäßig in Fast-Food-Restaurants?
Arbeiten Sie in einem Restaurant?
Bereiten Sie das Essen zu?

Wir werden einen Hepatitistest machen.

Sie sollten keinen ungeschützten Geschlechtsverkehr haben.

Obere gastrointestinale Blutung

Haben Sie Blut gespuckt?
Haben Sie Teerstuhl (schwarzen Stuhl) bemerkt?

Hatten Sie früher schon einmal Magenblutungen?
Wurden Sie schon einmal wegen eines Ulkus operiert?

Wir werden eine Magenspiegelung (Endoskopie) machen.

Schlucken Sie, wenn Sie den Schlauch im Rachen spüren.

Sie brauchen eine Bluttransfusion.
Sie brauchen eine Volumensubstitution.

Vermeiden Sie Alkohol, Aspirin und scharfe Speisen.

6

Hemorragia rectal

↯ ¿Ha notado sangre en la taza del inodoro/retrete?

? ¿Sabe si tiene…
…una úlcera de estómago?
…diverticulosis (coprolitos)?
…carcinoma de colon?
…hemorroides?

◉ Tenemos que hacerle una rectosigmoidoscopia.
el rectoscopio

Diabetes mellitus

↯ ¿Sabe usted si tiene diabetes?
¿Tiene más sed/hambre de lo normal?

? ¿Usted revisa en casa el nivel de azúcar en la sangre?
¿Como tenía el nivel de azúcar cuándo lo midió?
el análisis de azúcar en ayunas
la insulina

Trombosis

↯ ¿Desde cuándo le duele la pierna?
¿Está esa pierna más grande y más caliente que la otra?

? ¿Recientemente ha hecho un viaje largo en automóvil/carro
(en avión, en tren)?
¿Ha sido operado, -a recientemente?
¿Ha dado a luz recientemente?
¿Estuvo encamado, -a por mucho tiempo?

¿Está de pie durante mucho tiempo en su trabajo?
¿Ha tenido coágulos de sangre en la pierna?
¿Tiene venas varicosas?
¿Tiene problemas de coagulación de la sangre?

◉ Voy a medirle la pantorrilla.
la flebografía/la venografía

ℹ Usted tiene un coágulo de sangre en la pierna.
el fleboextractor (la flebectomía)

Rektale Blutungen

Ist Ihnen Blut in der Kloschüssel aufgefallen?

Wissen Sie, ob Sie…
…ein Magenulkus haben?
…Divertikulose (Kotsteine) haben?
…ein Kolonkarzinom haben?
…Hämorrhoiden haben?

Wir müssen eine Rektosigmoidoskopie durchführen.
Rektoskop

Diabetes mellitus

Wissen Sie, ob Sie Diabetes haben?
Haben Sie mehr Durst/Hunger als sonst?

Überprüfen Sie zu Hause Ihren Blutzuckerspiegel?
Wie hoch war der Blutzuckerspiegel, als Sie ihn gemessen haben?
Nüchternblutzuckerbestimmung
Insulin

6

Thrombose

Seit wann haben Sie Schmerzen im Bein?
Ist das eine Bein dicker und wärmer als das andere?

Haben Sie in letzter Zeit eine lange Reise im Auto (im Flugzeug, im Zug) gemacht?
Hatten Sie in letzter Zeit eine Operation?
Hatten Sie kürzlich eine Geburt?
Waren Sie für längere Zeit bettlägerig?

Stehen Sie viel bei der Arbeit?
Hatten Sie Blutgerinnsel im Bein?
Haben Sie Krampfadern?
Haben Sie Probleme mit der Blutgerinnung?

Ich werde Ihren Wadenumfang messen.
Phlebographie

Sie haben ein Blutgerinnsel im Bein.
Babcock-Sonde (Venektomie)

El tracto genitourinario

Retención urinaria

↯ ¿Cuándo fue la última vez que orinó?
¿Se está poniendo más grande/hinchado su vientre?
¿Tiene problemas al empezar a orinar?
¿Gotea al terminar de orinar?
¿Siente ardor al orinar?
¿Ha notado sangre en la orina?

? ¿Ha tenido problemas con la próstata?
¿Ha tenido enfermedades venéreas?

◉ Tengo que analizarle la próstata desde el recto.

í Usted necesita una sonda en la vejiga.
Usted tiene una infección de orina.
Usted tiene un reflujo vesiculoureteral.
Usted tiene una infección de próstata.

! Deje la sonda en la vejiga hasta que vea al especialista.
Regrese al hospital (a la clínica) si la sonda está tapada o se sale.

Hematuria

↯ ¿Cuándo notó sangre en la orina?
¿Le duelen los testículos?

? ¿Ha tenido infecciones en la vejiga o en los riñones?

◉ Necesitamos una muestra de orina.
Usted necesita una urografía (una radiografía de los riñones).

í Usted tiene una obstrucción en el riñón causada por una piedra.

Usted ha expulsado una piedra (un cálculo).

! Tome muchos líquidos.
Es necesario que controle la orina para ver si hay piedras.

Urogenitaltrakt

Harnverhalt

Wann haben Sie zum letzten Mal Wasser gelassen?
Wird Ihr Bauch dicker?
Haben Sie Probleme zu Beginn des Wasserlassens?
Tröpfelt der Urin nach, wenn Sie uriniert haben?
Brennt es beim Wasserlassen?
Haben Sie Blut im Urin bemerkt?

Haben Sie je Probleme mit der Prostata gehabt?
Haben Sie Geschlechtskrankheiten gehabt?

Ich muss die Prostata von rektal tasten.

Sie brauchen einen Blasenkatheter.
Sie haben eine Harnwegsinfektion.
Sie haben einen vesiko-ureteralen Reflux.
Sie haben eine Entzündung der Prostata.

Lassen Sie den Katheter in der Blase, bis Sie beim Spezialisten waren.
Kommen Sie wieder ins Krankenhaus (in die Klinik), wenn der Katheter verstopft ist oder rausgegangen ist.

6

Hämaturie

Wann haben Sie Blut im Urin bemerkt?
Haben Sie Schmerzen in den Hoden?

Haben Sie Blasen- oder Nierenentzündungen gehabt?

Wir brauchen eine Urinprobe.
Sie brauchen ein i. v.-Pyelogramm (eine Aufnahme der Nieren).

Sie haben eine Obstruktion in der Niere, verursacht durch einen Stein.
Sie hatten einen Nierensteinabgang.

Trinken Sie ausgiebig.
Sie müssen den Urin kontrollieren, um festzustellen, ob dort Steine sind.

Dolor en el escroto

↘ ¿Qué testículo le duele?
¿Tiene un hinchazón en los testículos?
¿Recibió un golpe en los testículos?
¿Ha levantado algo pesado?

? ¿Con cuántas personas tiene relaciones sexuales?
¿Usa condones/preservativos ….
… siempre?
… a veces?
… nunca?

¿Ha tenido enfermedades venéreas en el pasado?
¿Ha tenido…
… gonorrea?
… sífilis?
… tricomonas?
… clamidia?
… herpes?

👁 Necesito hacerle un frotis del pene.

i Tiene una infección en los testículos.

! No tenga relaciones sexuales sin condones/preservativos.

Secreción del pene

? ¿Tiene usted relaciones sexuales con hombres (mujeres, prostitutas)?
¿Usa condones/preservativos?

¿Se ha hecho la prueba del SIDA?
¿Cuál es el resultado del VIH?
– ¿Positivo?
– ¿Negativo?
– ¿No lo sabe?

! Informe a todas las personas con las que mantiene relaciones sexuales acerca de su condición.

Skrotumschmerzen

In welchem Hoden haben Sie die Schmerzen?
Sind die Hoden geschwollen?
Haben Sie einen Stoß/Schlag auf die Hoden erhalten?
Haben Sie etwas Schweres gehoben?

Zu wie vielen Personen haben Sie sexuelle Kontakte?
Benutzen Sie Kondome….
… immer?
… manchmal?
… nie?

Hatten Sie früher schon mal irgendwelche Geschlechtskrankheiten?
Hatten Sie…
… Gonorrhoe?
… Syphilis?
… Trichomonas?
… Chlamydien?
… Herpes?

Ich muss einen Abstrich vom Penis machen.

Sie haben eine Infektion der Hoden.

Sie sollten keinen Geschlechtsverkehr ohne Kondom haben.

Peniler Ausfluss

Haben Sie sexuelle Beziehungen zu Männern (Frauen, Prostituierten)?
Benutzen Sie Kondome?

Haben Sie einen AIDS-Test machen lassen?
Wie sind die HIV-Ergebnisse?
– Positiv?
– Negativ?
– Wissen Sie es nicht?

Informieren Sie alle Sexualpartner über Ihre Erkrankung.

6

El paciente de diálisis

↯ ¿Puede orinar?
¿Orina una cantidad pequeña (normal)?

❓ ¿Cuándo fue la última vez que hizo diálisis?
¿Cuántas veces a la semana tiene que hacer diálisis?
¿Ha faltado algún día a la diálisis esta semana?

¿Cuántos meses (años) lleva con la diálisis?
¿Sigue una dieta especial?

Vamos a internarlo /-la para hacerle diálisis.
Todavía no necesita diálisis.

La traumatología

Accidente automovilístico (choque)

el politrauma/el trauma múltiple
la hemorragia interna
atropellado

❓ ¿Cuándo ocurrió el accidente?
¿Estaba sentando, -a al lado del conductor?
¿Era usted el conductor (la conductora)?

¿Dónde estaba sentado, -a?
– ¿delante?
– ¿detrás?
¿Tenía puesto el cinturón de seguridad?
¿A qué velocidad iba su coche/auto?

¿El choque fue de frente/frontal?
¿El choque fue por atrás?
¿El choque fue por el lado del conductor (copiloto)?
¿El choque fue en la calle o en la autopista?

¿Murió alguien en el accidente?
¿Se pegó usted contra el parabrisas?
¿Rajó/Rompió el parabrisas?
¿Se pegó en el pecho contra el volante?

¿Se cortó?
¿Perdió el conocimiento?
¿Cuánto tiempo estuvo sin conocimiento?

Der Dialyse-Patient

Scheiden Sie Urin aus?
Scheiden Sie eine geringe (normale) Menge Urin aus?

Wann hatten Sie zum letzten Mal eine Dialyse?
Wie oft in der Woche müssen Sie zur Dialyse?
Haben Sie einen Dialyse-Termin ausgelassen in dieser Woche?

Seit wie vielen Monaten (Jahren) sind Sie dialysepflichtig?
Halten Sie eine spezielle Diät ein?

Wir müssen Sie wegen der Dialyse stationär aufnehmen.
Sie brauchen vorerst keine Dialyse.

Traumatologie

Autounfall (Zusammenstoß)

Polytrauma
innere Blutung
überfahren (worden)

Wann ist der Unfall passiert?
Waren Sie Beifahrer(-in)?
Waren Sie der Fahrer (die Fahrerin)?

Wo haben Sie gesessen?
– Vorne?
– Hinten?
Waren Sie angeschnallt?
Wie schnell fuhr Ihr Auto?

War der Zusammenstoß von vorne?
War der Zusammenstoß von hinten?
War der Zusammenstoß von der Fahrerseite (Beifahrerseite)?
War der Zusammenstoß auf der Straße oder auf der Autobahn?

Wurde jemand bei dem Unfall getötet?
Sind Sie gegen die Windschutzscheibe gestoßen?
Haben Sie die Windschutzscheibe zerschlagen?
Sind Sie mit der Brust gegen das Lenkrad gestoßen?

Haben Sie sich geschnitten?
Haben Sie das Bewusstsein verloren?
Für wie lange haben Sie das Bewusstsein verloren?

6

Dígame cuándo le duele mientras le toco el cuello.
No mueva el cuello.

Le voy a poner un collarín en el cuello.

Mordeduras de animales

¿Se puso roja la zona alrededor de la herida?
¿Siente entumecida o dormida la herida?
¿Siente comezón/escozor?
¿Hay pus en la herida?

¿Cuándo le mordieron?
¿Qué animal le mordió?
- ¿un perro?
- ¿un gato?
- ¿una ardilla?
- ¿un ratón o una rata?
- ¿otro animal?

¿Conoce al animal que le mordió?
¿Sabe si está vacunado el animal?
¿Notoficó la agresión a la policía?
¿Cuándo fue la última vez que se vacunó del tétano?

Tenemos que limpiarle la herida.
Tenemos que darle unos puntos/unas puntadas para cerrar la herida.

la vacuna antirrábica
Mantenga limpia y seca la herida.

Quemaduras/fuego/intoxicación por humo

¿Dónde se quemó?

¿Cómo se ha quemado?
- ¿con agua caliente?
- ¿con aceite caliente?
- ¿con un radiador?
- ¿con una plancha?
- ¿con el horno?
- ¿con un ácido?
- ¿con fuego?

la inhalación de humo
¿Cuánto tiempo estuvo expuesto al humo?

Sagen Sie mir, wann es wehtut, wenn ich Ihren Hals anfasse.
Bewegen Sie Ihren Hals nicht.

Ich werde eine Halskrause (stiff neck) um Ihren Hals legen.

Tierbisse

Ist es um die Wunde herum rot geworden?
Fühlt sich die Wunde taub oder wie eingeschlafen an?
Juckt es?
Ist Eiter in der Wunde?

Wann sind Sie gebissen worden?
Was für ein Tier hat Sie gebissen?
- Ein Hund?
- Eine Katze?
- Ein Eichhörnchen?
- Eine Maus oder eine Ratte?
- Ein anderes Tier?

Kennen Sie das Tier, das Sie gebissen hat?
Wissen Sie, ob das Tier geimpft ist?
Haben Sie den Angriff der Polizei gemeldet?
Wann war Ihre letzte Tetanusimpfung?

Wir müssen Ihre Wunde reinigen.
Die Wunde muss genäht werden, damit sie sich schließt.

Impfung gegen Tollwut
Halten Sie die Wunde sauber und trocken.

Verbrennungen/Feuer/Rauchvergiftung

Wo haben Sie sich verbrannt?

Wie haben Sie sich verbrannt?
- Mit heißem Wasser?
- Mit heißem Öl?
- An einem Heizkörper?
- An einem Bügeleisen?
- Am Ofen?
- Mit Säure?
- Mit Feuer?

Inhalation von Rauch
Wie lange waren Sie im Rauch?

↑ Vamos a limpiarle la quemadura.
Vamos a ponerle una crema especial sobre la quemadura.
Usted necesita oxígeno.

❗ Cámbiese los vendajes/las gasas todos los días y aplique
la crema.
Regrese al hospital (a la clínica) si supura secreción de la
quemadura.

Cortes

↯ ¿Ha sangrado?
¿Le salía la sangre a chorros?

❓ ¿Con qué se cortó?
– ¿con un cuchillo?
– ¿con una navaja?
– ¿con una hoja/cuchilla de afeitar?
– ¿con vidrio roto o una botella rota?
– ¿con un espejo roto?
– ¿con madera?
– ¿con metal?

↑ La herida tiene que ser cosida/grapada.
Voy a ponerle anestesia.

❗ Hay que quitarle los puntos/las puntadas en (X) días.

6.2 Ginecología y obstetricia

la menarquía/la menarca
la menopausia
las llamaradas de calor
la osteoporosis
la libido
las hormonas

Flujo vaginal

↯ ¿Tiene usted flujo vaginal?
¿Huele mal el flujo?
¿Tiene comezón/picores/picazón?

Wir werden die Verbrennung säubern.
Wir werden eine spezielle Creme auf die Verbrennung auftragen.
Sie brauchen Sauerstoff.

Wechseln Sie täglich Ihre Verbände und tragen Sie die Salbe auf.

Kommen Sie ins Krankenhaus zurück, wenn die Verbrennung nässt.

Schnittverletzung

Hat es geblutet?
Hat die Blutung gespritzt?

Womit haben Sie sich geschnitten?
– Mit einem Messer?
– Mit einem Taschenmesser?
– Mit einer Rasierklinge?
– Mit Glasscherben oder einer zerbrochenen Flasche?
– Mit einem zerbrochenen Spiegel?
– Mit Holz?
– Mit Metall?

6

Die Wunde muss genäht/geklammert werden.
Ich werde Ihnen eine Betäubung geben.

Die Fäden müssen in (X) Tagen gezogen werden.

6.2 Gynäkologie und Geburtshilfe

Menarche
Menopause
Hitzewallungen
Osteoporose
Libido
Hormone

Vaginaler Ausfluss

Haben Sie Ausfluss aus der Scheide?
Riecht der Ausfluss unangenehm?
Juckt es?

? ¿Tiene una nueva pareja?
¿Cuándo fue su última regla/menstruación?
¿Qué mes?
¿Qué día?
¿Qué año?

¿Cuántas veces ha estado embarazada?
¿Cuántos hijos tiene?

¿Ha tenido una infección vaginal alguna vez?
¿Ha tenido alguna vez enfermedades venéreas?

¿Ha tenido…
…gonorrea?
…sífilis?
…tricomonas?
…clamidia?
…herpes?
¿Usa siempre condones/preservativos?

◉ Necesito hacerle un frotis de la vagina.

i Usted tiene…
… hongos/cándida.
… clamidia.
… gardnerella.
… tricomonas.
… una enfermedad inflamatoria de la pelvis.

! Use la crema todas las noches antes de acostarse.
el supositorio vaginal
Debe informar a su(s) pareja(s) de su condición.
Su(s) pareja(s) también debe(n) recibir tratamiento médico.
No tenga relaciones sexuales durante dos semanas.

Sangrado vaginal

↯ ¿Es el sangrado constante o intermitente (va y viene)?
¿Ha arrojado coágulos de sangre?
¿Ha notado carnosidad/tejido?

¿Tiene calambres/retortijones en el vientre?
¿Cuántos tampones (compresas/gasas) ha usado hoy?

? ¿Ocurrió después de un golpe?
¿Ocurrió después de tener relaciones sexuales?
¿Ocurrió después de usar una ducha vaginal?

Haben Sie einen neuen Freund?
Wann hatten Sie Ihre letzte Periode?
Welcher Monat?
Welcher Tag?
Welches Jahr?

Wie viele Schwangerschaften haben Sie gehabt?
Wie viele Kinder haben Sie?

Hatten Sie schon einmal eine Scheideninfektion?
Hatten Sie früher schon mal irgendeine Geschlechtskrankheit?

Hatten Sie…
… Gonorrhoe?
… Syphilis?
… Trichomonas?
… Chlamydien?
… Herpes?
Benutzen Sie immer Kondome?

Ich muss einen Abstrich der Vagina machen.

Sie haben…
… Pilzbefall/Candida.
… Chlamydien.
… Gardnerella vaginalis.
… Trichomonas.
… eine Entzündung im kleinen Becken.

Nehmen Sie die Salbe jeden Abend, bevor Sie ins Bett gehen.
Vaginalzäpfchen
Sie müssen Ihre(n) Partner über Ihre Erkrankung informieren.
Ihr(e) Partner muss (müssen) auch ärztlich behandelt werden.
Sie sollten innerhalb der nächsten zwei Wochen keinen Geschlechts-
verkehr haben.

6

Vaginale Blutungen

Blutet es permanent oder mit Unterbrechungen?
Haben Sie Blutkoagel bemerkt?
Haben Sie Gewebsstücke bemerkt?

Haben Sie Bauchkrämpfe?
Wie viele Tampons (Binden) mussten sie heute wechseln?

Ist die Blutung nach einem Sturz aufgetreten?
Ist sie nach dem Geschlechtsverkehr aufgetreten?
Ist sie nach der Intimpflege aufgetreten?

¿Está usted embarazada?
¿De cuántos meses?
¿Ha recibido cuidado prenatal?
¿Cuántas veces ha estado embarazada?
¿Cuántas veces ha dado a luz?
la nulípara/la multípara

¿Cuántos partos prematuros ha tenido?
¿Cuántos malpartos (abortos espontáneos) ha tenido?
¿Cuántos abortos provocados ha tenido?
¿Cuántos niños tiene?

¿Tiene usted anemia?
¿Alguna vez le han…
… operado los senos?
… operado de la matriz/el útero?
… hecho un raspado/legrado del útero?

¿A qué edad comenzó a menstruar?
la menarca/la menarquía
¿Sus reglas/menstruaciones son regulares?
¿Cada cuánto le viene la menstruación? – ¿cada mes?
¿Ha tenido alguna vez una infección en una trompa?

¿Qué clase de anticonceptivo usa para prevenir el embarazo?
– ¿condones/preservativos?
– ¿la píldora?
– ¿la "píldora de después"?
– ¿un dispositivo intrauterino?
– ¿nada?

¿Alguna vez ha tenido un embarazo en una trompa?
el embarazo ectópico

Por favor, separe las rodillas/las piernas para hacerle un examen vaginal.

Usted (no) está embarazada.
Usted tiene dolor porque se están estirando los ligamentos redondos del útero (ligamento teres uteri).

Evite relaciones sexuales, duchas vaginales y tampones.

Sind Sie schwanger?
Im wievielten Monat?
Waren Sie bei der Vorsorgeuntersuchung?
Wie oft waren Sie schwanger?
Wie viele Geburten hatten Sie?
Nullipara/Multipara

Wie viele Frühgeburten hatten Sie?
Wie viele Fehlgeburten (spontane Aborte) hatten Sie?
Wie oft haben Sie einen Schwangerschaftsabbruch gehabt?
Wie viele Kinder haben Sie?

Leiden Sie unter Blutarmut?
Hatten Sie…
… eine Brustoperation?
… eine Gebärmutteroperation?
… eine Ausschabung?

In welchem Alter hatten Sie Ihre erste Periode?
Menarche
Haben Sie Ihre Periode regelmäßig?
Wie oft haben Sie Ihre Periode – monatlich?
Hatten Sie schon einmal eine Eileiterentzündung?

Welche Verhütungsmittel verwenden Sie?
– Kondome?
– Die Pille?
– Die „Pille danach"?
– Pessar oder Spirale?
– nichts?

Haben Sie schon mal eine Eileiter-Schwangerschaft gehabt?
Extrauteringravidität

Lassen Sie die Beine zur Seite fallen, damit ich Sie vaginal
untersuchen kann.

Sie sind (nicht) schwanger.
Sie haben die Schmerzen aufgrund einer Überdehnung des runden
Mutterbandes (Ligamentum teres uteri).

Vermeiden Sie Geschlechtsverkehr, Vaginalduschen und Tampons.

6

Senos/pecho

↯ ¿Siente usted algún tipo de presión en el pecho/en los senos?
¿Ha notado usted algún tipo de secreción de la mamila?
la contracción de la piel y mamila

❓ ¿Palpa usted su pecho regularmente buscando nudosidades/
nudos?

◉ Tenemos que hacerle una mamografía.

Contracciones

↯ ¿Tiene contracciones?
¿Cada cuántos minutos le vienen las contracciones?
¿Cuántos minutos le duran las contracciones?

¿Le sangra la vagina?
la bolsa de las aguas
¿Ha roto aguas ya?

❓ ¿Cuándo fue la última vez que visitó a su médico?
¿Ha tenido infecciones durante su embarazo?
¿Tuvo complicaciones con los embarazos anteriores?

¿Tuvo sus bebés por parto vaginal/normal?
¿Tuvo algún parto por cesárea?
la posición fetal (la presentación cefálica, la presentación de nalgas)

los gemelos (monocigóticos)
los mellizos (dicigóticos)
los gemelos siameses

◉ Necesitamos hacerle una ecografía para revisar el estado del
bebé y de la placenta.
Voy a ponerle un medidor de contracciones.

Voy a escuchar los latidos del corazón del bebé.
las maniobras de Leopold

❗ Usted va a dar a luz.
El cuello de la matriz no está todavía dilatado.
Todavía no tiene contracciones.

❕ (No) empuje.

Brust

Haben Sie ein Spannungsgefühl in der Brust?
Haben Sie einen Ausfluss (Sekretion) aus der Mamille bemerkt?
Einziehungen der Haut und Mamille

Tasten Sie regelmäßig Ihre Brüste nach Knoten ab?

Wir müssen eine Mammographie machen.

Wehen

Haben Sie Wehen?
In welchem Abstand kommen die Wehen?
Wie viele Minuten dauern die Wehen an?

Bluten Sie aus der Scheide?
Fruchtblase
Hatten Sie schon einen Blasensprung?

Wann waren Sie das letzte Mal beim Arzt?
Hatten Sie irgendwelche Infektionen während der Schwangeschaft?
Hatten Sie bei früheren Schwangerschaften Komplikationen?

Haben Sie spontan geboren?
Hatten Sie einen Kaiserschnitt?
Lage des Kindes (Kopflage, Steißlage)

Zwillinge (eineiig/zweieiig)

Siamesische Zwillinge

Wir müssen eine Ultraschalluntersuchung machen, um den Zustand von Baby und Plazenta beurteilen zu können.
Ich werde Ihnen ein CTG (Wehenschreiber) anlegen.

Ich werde die Herztöne Ihres Babys abhören.
Leopold-Handgriffe

Sie werden gebären.
Der Muttermund ist noch nicht eröffnet.
Sie haben noch keine Wehen.

(Nicht) pressen.

6

El parto

la sala de partos
dar a luz
el cordón umbilical

la incubadora
las huellas dactilares/– de los pies
la comadrona/la partera
el niño sano

Prueba de APGAR (APGAR-Schema)

Score	0
Frecuencia cardíaca (Herzfrequenz)	Ausente (keine)
Esfuerzo respiratorio (Atmung)	Ausente (keine)
Tono muscular (Muskeltonus)	Hipotonía (schlaff)
Irritabilidad refleja (Reflexe beim Absaugen)	Sin respuesta (keine)
Color (Hautkolorit)	Azul, pálido (blau oder weiß)

6

Evaluación

7–10: niño sano
5–6: asfixia de término medio
bajo 4: asfixia muy grave

¿Va todo bien con la lactancia (de su hijo)?
¿Le duele al dar de mamar?

Usted debería dar de mamar a su hijo cambiando de pecho.

extraer la leche con la bomba
la lactancia
lactar/amamantar/dar de mamar/dar el pecho

la leche materna
la leche maternizada/– preparada
el destetamiento

Geburt

Kreißsaal/Gebärsaal
gebären
Nabelschnur

Inkubator/Brutkasten
Fingerabdruck/Fußabdruck
Hebamme
lebensfrisches Kind

1	2
Lento (–100) (bis 100)	Sobre 100 (über 100)
Llanto débil (Schnappatmung, unregelmäßig)	Llanto vigoroso (regelmäßig, kräftig schreiend)
Alguna flexión extremidades (träge Flexionsbewegung)	Bien flectadas (gut, Spontanbewegungen)
Algún movimiento (Grimassieren)	Llanto (Schreien)
Cuerpo rosado y extremidades azules (Stamm rosig, Extremitäten blau)	Rosado entero (rosig)

6

Auswertung

7–10: Lebensfrisches Kind
5–6: Asphyxie mittleren Ausmaßes
unter 4: schwere bedrohliche Asphyxie

Wie geht es mit dem Stillen?
Haben Sie Schmerzen beim Stillen?

Sie sollten dem Baby abwechselnd beide Brüste geben.

Milch abpumpen
Stillzeit
stillen

Muttermilch
Säuglingsmilchnahrung (Muttermilchersatzprodukt)
Abstillen

Violación/acoso sexual

? ¿Quiere que yo llame a algún amigo o pariente suyo?

¿Quiere hablar con ...
... un(a) trabajador(a) social?
... un(a) psiquiatra?
... el centro de atención para mujeres violadas?

¿Cuándo ocurrió?
¿A qué hora ocurrió?
¿Sabe usted quién lo hizo?
¿Cuántos hombres eran?

¿Hubo penetración de la vagina?
¿Hubo penetración del recto?
¿Hubo penetración oral?
¿Sabe si el violador usó un preservativo?

¿Sabe si él eyaculó dentro de usted?
¿Usó él objetos?/¿Le introdujo objetos?
¿Fue golpeada?
¿Fue mordida?

¿Desde que fue violada,...
... se ha lavado?
... se ha cambiado de ropa?
... se ha lavado los dientes?
... ha orinado?
... ha obrado/defecado?

¿Cuándo fue su última regla/menstruación?
¿En qué mes?
¿Qué día?
¿Qué año?

¿Toma anticonceptivos?
¿Cuándo fue la última vez que mantuvo relaciones sexuales?
¿Es alérgica a los antibióticos?

Vamos a hacerle una prueba de orina y sangre.
Necesitamos hacerle un frotis./Necesitamos tomarle una
muestra.

Recibirá una inyección y pastillas para prevenir enfermedades
venéreas.
¿Quiere que le dé una pastilla para prevenir un posible
embarazo?

Vergewaltigung/Sexuelle Belästigung

Möchten Sie, dass ich eine(n) Freund(in) oder Bekannte(n) von Ihnen für Sie anrufe?
Möchten Sie mit …
… einem Sozialarbeiter
… einem Psychiater
… der Hilfe für vergewaltigte Frauen sprechen?

Wann ist es passiert?
Um wie viel Uhr ist es passiert?
Wissen Sie, wer es war?
Wie viele Männer waren es?

Kam es zum Geschlechtsverkehr?
Kam es zum Analverkehr?
Wurden Sie zu Oralverkehr gezwungen?
Wissen Sie, ob der Vergewaltiger ein Kondom benutzt hat?

Wissen Sie, ob es in Ihnen zum Samenerguss kam?
Hat er irgendwelche Fremdkörper verwendet?
Wurden Sie geschlagen?
Wurden Sie gebissen?

Haben Sie seit der Vergewaltigung …
… geduscht?
… die Kleider gewechselt?
… Ihre Zähne geputzt?
… uriniert?
… Stuhlgang gehabt?

Wann hatten Sie Ihre letzte Periode?
Welcher Monat?
Welcher Tag?
Welches Jahr?

Nehmen Sie Kontrazeptiva?
Wann hatten Sie das letzte Mal freiwillig Geschlechtsverkehr?
Sind Sie gegen Antibiotika allergisch?

Wir werden einen Blut- und Urintest machen.
Wir müssen einen Abstrich machen.

Sie bekommen eine Spritze und Tabletten, um Geschlechtskrankheiten vorzubeugen.
Möchten Sie, dass ich Ihnen eine Pille gegen eine mögliche Schwangerschaft gebe?

Regrese al hospital (a la clínica) si tiene …
… hemorragia/sangrado vaginal,
… perdida de flujo vaginal,
… ardor al orinar,
… fiebre o vómitos,
… fuertes dolores.

Protocolo en el caso de agresiones sexuales

1. Necesito muestras de su pelo.
2. Necesito muestras de su vello púbico.
3. Necesito hacerle un frotis de la vagina.
4. Necesito muestras de su boca y recto.
5. Necesito tomar muestras de sus uñas.
6. ¿Puede dejar su ropa interior como prueba?

6.3 Pediatría

el recién nacido, el prematuro
el lactante
el niño pequeño
el escolar
el joven

Enfermedades de la infancia

la angina
la difteria
la gripe
la mononucleosis infecciosa

la intususcepción/la invaginación
la tos ferina
la leucemia
el sarampión

las paperas/la parotiditis epidémica
la fimosis
el síndrome de muerte súbita del lactante

la poliomielitis
la faringitis/la infección en la garganta
la infección remitente del oído medio
la rubéola

Kommen Sie wieder ins Krankenhaus (in die Klinik), wenn …
… Sie aus der Scheide bluten,
… Sie Ausfluss aus der Scheide bekommen,
… es beim Wasserlassen brennt,
… Sie Fieber bekommen oder erbrechen müssen,
… Sie starke Schmerzen haben.

Instruktionen zur Untersuchung von Mädchen und Frauen nach einer sexuellen Gewalttat

1. Ich muss Ihre Haare kämmen.
2. Ich muss Ihre Schambehaarung kämmen.
3. Ich muss einen Vaginalabstrich machen.
4. Ich muss Proben der Mund- und Rektumschleimhaut entnehmen.
5. Ich muss Ihre Fingernägel säubern.
6. Können Sie Ihre Unterwäsche zur Beweissicherung hier lassen?

6.3 Pädiatrie

Neugeborenes, Frühgeborenes
Säugling
Kleinkind
Schulkind
Jugendlicher

6

Erkrankungen des Kindesalters

Angina
Diphtherie
Grippe
Infektiöse Mononukleose (Pfeiffer-Drüsenfieber)

Invagination
Keuchhusten
Leukämie
Masern

Mumps
Phimose
Plötzlicher Kindstod (SIDS=Sudden Infant Death Syndrome)

Poliomyelitis (Kinderlähmung)
Rachenentzündung
rezidivierende Mittelohrentzündung
Röteln

la escarlatina
el resfriado/el constipado
la infección viral
la varicela

Anamnesis y examen en el niño

? ¿Cómo se llama el niño?
¿Qué edad tiene?
¿Por qué lo trae?
Por favor, cuente qué le pasa al niño.

¿Sucedió algo anormal durante el embarazo o durante el parto?
¿Qué enfermedades ha pasado ya el niño?
¿Está su hijo/su hija al día con las vacunas?/
¿Está vacunado correctamente?
¿Ha estado ya alguna vez en el hospital con su hijo?
¿Por qué motivo?

¿Es el bebé alérgico a algo?
¿Hay otras personas en casa con los mismos síntomas?
no ambiente epidémico familiar

¿Está tomando (comiendo) bien?
– ¿la leche materna?
– ¿la fórmula/las papillas?

¿Ha perdido peso el bebé?
– la debilidad para mamar
– el trastorno del sístema de crecimiento
– las curvas de crecimiento

¿Son normales las cacas* (heces) y orinas?
– los pañales (secos/las características del contenido)
– orinarse en la cama (la enuresis)

¿Duerme el bebé más de lo normal?
¿Llora el bebé más de lo normal?
¿Cómo diría usted que es el desarrollo de su hijo en comparación con otros niños de su edad?
el desarrollo motórico y mental

---

* „heces" ist gehobener Sprachstil und wird nicht in allen Bevölkerungsschichten verstanden. Daher ist es im Klinikalltag üblich, den Begriff „cacas" (v.a. bei Kindern) zu verwenden.

Scharlach
Schnupfen
viraler Infekt
Windpocken

Anamnese und Untersuchung beim Kind

Wie heißt Ihr Kind?
Wie alt ist es?
Aus welchem Grund kommen Sie mit dem Kind?
Erzählen Sie bitte, was dem Kind fehlt.

Gab es irgendwelche Besonderheiten während der Schwangerschaft oder der Geburt?
Welche Krankheiten hat das Kind schon gehabt?
Sind die Impfungen Ihres Sohnes/Ihrer Tochter auf dem Laufenden?

Waren Sie schon einmal im Krankenhaus mit dem Kind?
Weswegen?

Hat Ihr Baby Allergien?
Haben andere Personen im Haushalt die gleichen Symptome?
keine (weiteren) Erkrankungsfälle in der Familie

Trinkt (Isst) er/sie gut?
– Muttermilch?
– Babynahrung?

Hat Ihr Baby an Gewicht verloren?
– Trinkschwäche
– Gedeihstörung
– Wachstumskurven

Sind Stuhlgang und Wasserlassen normal?
– Windel (trocken/Beschaffenheit des Inhalts)
– Bettnässen (Enuresis)

Schläft das Baby mehr als sonst?
Weint das Baby mehr als sonst?
Wie weit ist Ihr Kind im Vergleich zu anderen Kindern?

motorische und seelisch-geistige Entwicklung

6

! Por favor, coloque al niño en la camilla.
Puede desvestir al niño, por favor.
Tome al niño en su regazo/en brazos.
Por favor, tome a su hijo y que no se mueva.
Por favor, coloque al niño en la báscula.

Necesitamos tomarle la temperatura por el recto.
Pssst – no llores, enseguida se ha pasado todo.
No tengas miedo.
valiente (¡Qué valiente eres!)
¡Mira! tu chupete/un llavero/un osito (de peluche)/un coche
(un carro).

Fiebre

la febrícula
la curva/gráfica de temperatura
subir, aumentar
bajar/declinar
ceder/atenuarse

6

↙ ¿Durante cuántas horas o días ha tenido fiebre?
¿Se queja de dolor cuando orina?
¿Babea más de lo normal?
la dificultad para tragar

¿Tiene dificultad para despertar al niño (a la niña)?
¿Deja de llorar cuando lo/la toma en brazos?
¿Ha estado activo/nervioso el bebé?
¿Sonríe el bebé?
¿Juega el bebé?

? ¿Le ha dado algo para la fiebre, como paracetamol p.ej.?

¿Cuándo fue la última vez que le dio medicamentos para la
fiebre?

! Vamos a bañar al niño para que le baje la fiebre.

Bitte stellen/legen Sie das Kind auf die Liege.
Können Sie das Kind bitte ausziehen.
Nehmen Sie das Kind auf den Schoß/auf den Arm.
Halten Sie das Kind bitte fest.
Bitte stellen/legen Sie das Kind auf die Waage.

Wir müssen die rektale Temperatur messen.
Pssst – nicht weinen. Gleich ist es vorbei.
Du brauchst keine Angst zu haben.
tapfer (Mensch, du bist aber tapfer!)
Schau mal – dein Schnuller/ein Schlüsselbund/Teddybär/Auto.

Fieber

subfebrile (erhöhte) Temperatur
Fieberkurve
steigen
fallen
abklingen

6

Seit wie vielen Stunden oder Tagen hat er/sie Fieber?
Klagt er/sie über Schmerzen beim Wasserlassen?
Sabbert er/sie mehr als sonst?
Schwierigkeiten beim Schlucken

Haben Sie Schwierigkeiten, Ihr Kind aufzuwecken?
Hört er/sie auf zu weinen, wenn Sie ihn/sie auf den Arm nehmen?
Ist das Baby aktiv gewesen?
Lächelt das Baby?
Spielt das Baby?

Haben Sie ihm/ihr etwas gegen das Fieber gegeben, wie z. B. Paracetamol?
Wann haben Sie ihm/ihr zum letzten Mal Medikamente gegen das Fieber gegeben?

Wir werden das Kind baden, um das Fieber zu senken.

Dolor de oído

? ¿Puede consolar a su bebé o llora cuando trata de
consolarlo?
¿Se comporta de forma normal?

¿Tuvo ya el niño antes problemas de oído?

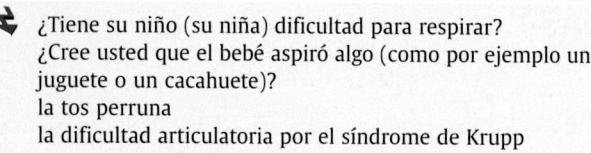 Tenemos que hacerle una otoscopia.

Falta de aire

la aspiración
el síndrome de Krupp (Crup)
la epiglotitis
el asma

↯ ¿Tiene su niño (su niña) dificultad para respirar?
¿Cree usted que el bebé aspiró algo (como por ejemplo un
juguete o un cacahuete)?
la tos perruna
la dificultad articulatoria por el síndrome de Krupp

? ¿Tiene un historial de asma?
¿Piensa usted que su estado ha empeorado por …
… polvo?
… humo de tabaco/cigarrillo?
… correr (hacer ejercicio)?

Dolor de vientre

Lloros o cólicos de lactante
↯ ¿Tiene el niño/la niña diarrea o vómitos?
Cuando vomita, ¿sale disparado el vómito?
¿Consigue consolar al hijo/a la hija?
¿Toma el biberón?
hambriento, -a
sediento, -a
deshidratado, -a
el balance hídrico
¿Le están saliendo los dientes?

Ohrenschmerzen

Können Sie ihn/sie trösten, oder weint er/sie, wenn Sie versuchen, ihn/sie zu trösten?
Verhält er/sie sich normal?

Hatte er/sie früher schon mal Probleme mit den Ohren?

Wir müssen eine Ohrenspiegelung machen.

Luftnot

Aspiration
Krupp-Syndrom
Epiglottitis
Asthma

Hat Ihr Kind Schwierigkeiten beim Atmen?
Glauben Sie, dass Ihr Baby etwas in die Luftröhre bekommen hat (wie z. B. ein Spielzeug oder eine Erdnuss)?
bellender Husten
kloßige Sprache

Hat er/sie eine Asthma-Vorgeschichte?
Glauben Sie, dass sich sein/ihr Zustand verschlechtert hat durch …
… Staub?
… Zigarettenrauch?
… Laufen (Training)?

Bauchschmerzen

Weinen oder Kolik

Hat er/sie Durchfall oder Erbrechen?
Wenn er/sie erbricht, kommt es herausgeschossen?
Können Sie Ihren Sohn/Ihre Tochter trösten?
Nimmt er/sie die Flasche?
hungrig
durstig
ausgetrocknet
Bilanzierung des Wasserhaushalts
Zahnt er/sie?

6

! Su bebé tiene…
… una infección de vías altas.
… una infección de orina.
… una apendicitis.
… la estenosis pilórica.
Su hijo/su hija necesita ser operado, -a.

Convulsiones o ataques epilépticos

la convulsión general
la convulsión febril/la epilepsia febril

↯ ¿Dejó de respirar el niño/la niña y se puso pálido y sin fuerza?

¿Dejó de respirar el niño/la niña y se puso morado, -a y tieso, -a?

¿Fue provocado el ataque por un regaño, enojo o disgusto?
¿Perdió el niño/la niña el conocimiento?

Después de la convulsión, ¿permaneció dormido, -a
o se quedó inconsciente?
¿Recobró el conocimiento rápidamente o lentamente?
¿Cuánto tiempo duró la convulsión?

? ¿Alguna vez le han dicho que el niño/la niña sufre de epilepsia?

¿Nació su hijo/su hija prematuro, -a?
¿Con cuántas semanas o meses nació?
¿Tiene retraso mental?
¿Tiene algún familiar a quien le den ataques cuando tiene
fiebre?

👁 la punción lumbar
Voy a ponerle una aguja en la espalda para sacarle líquido
cefalorraquídeo.
la infección en el cerebro (meningitis)
la fontanela a tensión

Malformaciones genéticas

el síndrome de Down
las enfermedades hereditarias
el asesoramiento genético/la herencia (genética)
las sustancias teratógenas

Ihr Baby hat…
…eine Infektion der oberen Atemwege.
…einen Harnwegsinfekt.
…eine Blinddarmentzündung.
…eine Pylorusstenose.
Ihr Sohn/Ihre Tochter muss operiert werden.

Krämpfe oder epileptische Anfälle

generalisierter Krampf
Krampf bei Fieber

Hat Ihr Sohn/Ihre Tochter zu atmen aufgehört und ist er/sie blass und schlaff geworden?
Hat Ihr Sohn/Ihre Tochter zu atmen aufgehört und ist er/sie blau und steif geworden?
War der Anfall durch Schimpfen, Wut oder Ärger provoziert?
Hat Ihr Sohn/Ihre Tochter das Bewusstsein verloren?

Hat er/sie nach dem Krampf weitergeschlafen oder ist er/sie bewusstlos geblieben?
Ist er/sie schnell oder langsam wieder zu Bewusstsein gekommen?
Wie lange hat der Krampf gedauert?

Wurde Ihnen jemals gesagt, dass Ihr Sohn/Ihre Tochter an Epilepsie leidet?
Ist Ihr Sohn/Ihre Tochter zu früh geboren?
Mit wie vielen Wochen oder Monaten wurde er/sie geboren?
Ist er/sie geistig zurückgeblieben?
Hat er/sie Familienangehörige, die Fieberkrämpfe haben?

Lumbalpunktion
Ich werde eine Nadel in seinen/ihren Rücken legen, um Nervenwasser/Liquor zu entnehmen.
Entzündung im Gehirn (Meningitis)
pralle Fontanelle

Angeborene Fehlbildungen

Down-Syndrom
Erbkrankheiten
genetische Beratung/Vererbung
teratogene Substanzen

6

la tetralogía de Fallot
la minusvalía (p)síquica/física
la hidrocefalia
el pie contrahecho/zambo

el labio leporino
el epicanto
la (mielo-) meningocele

el Ductus Botalli abierto/persistente (persistencia del conducto
arterioso)
la comunicación interauricular, – interventricular
la eventración

Comportamiento y alteraciones psíquicas

El niño/la niña…
… es tímido, -a.
… está intranquilo, -a.
… está trastornado, -a.
… es miedoso, -a.

la fobia escolar
el autismo infantil
trastorno por déficit de atención con hiperactividad (TDAH)
la anorexia nerviosa
la bulimia

el abuso sexual
el abandono/el descuidado
los malos tratos

6.4 Dermatología

Enfermedades frecuentes

el absceso
el acné
la alergia
la atopia

el basalioma
el eccema
la erisipela
el furúnculo

Fallot-Tetralogie
geistige/körperliche Behinderung
Hydrozephalus
Klumpfuß

Lippen-Kiefer-Gaumen-Spalte (Hasenscharte)
„Mongolenfalte"/Epikanthus
(Myelo-) Meningozele

offener/persistierender Ductus Botalli

Vorhofseptumdefekt, Ventrikelseptumdefekt
Eventeration

Verhalten und psychische Alterationen

Das Kind ist …
… schüchtern.
… unruhig.
…verstört.
…ängstlich.

Schulangst / -phobie
Autismus
Aufmerksamkeitsstörung mit Hyperaktivität (ADHD)
Anorexia nervosa
Bulimie

Sexueller Missbrauch
Vernachlässigung
Misshandlung

6.4 Dermatologie

Häufige Erkrankungen

Abszess
Akne
Allergie
Atopie

Basaliom
Ekzem
Erysipel
Furunkel

la tiña podal/el pie de atleta
el hemangioma
el herpes simple, – zoster, – genital
la infiltración

el eccema por contacto
la lepra
el lupus eritematoso
el melanoma

la micosis
la neurodermitis
la psoriasis
las enfermedades de transmisión sexual (ETS)

la quemadura de sol
el espinalioma
la verruga
el quiste

los parásitos
las pulgas
los piojos
los ácaros
las chinches
la garrapata

la erupción
las ronchas (manchas)
la mancha hepática/el cloasma/el lunar
el nevus

➤ ¿Le pica?
Me escuece./Me pica.
el prúrito/el picor
quemar
rascarse

❓ ¿Se han agrandado las manchas?
¿Tiene usted algún tipo de alergia?
¿Tiene animales domésticos?
¿Tiene un nuevo perro o gato en casa?

¿Ha usado un nuevo jabón, champú, detergente o loción?

los cosméticos
¿Ha comido algo diferente/especial?
¿En qué trabaja usted?

Fußpilz
Hämangiom
Herpes simplex, – zoster, – genitalis
Infiltrat

Kontaktekzem
Lepra
Lupus erythematodes
Melanom

Mykose
Neurodermitis
Psoriasis/Schuppenflechte
Sexuell übertragbare Krankheiten (STD)

Sonnenbrand
Spinaliom
Warze
Zyste

Parasiten
Flöhe
Läuse
Milben
Wanzen
Zecke

6

Ausschlag
Flecken
Leberfleck
Muttermal, Nävus

Juckt es?
Es juckt mich.
Juckreiz
brennen
sich kratzen

Sind die Flecken größer geworden?
Haben Sie irgendwelche Allergien?
Haben Sie Haustiere?
Haben Sie einen neuen Hund oder eine neue Katze im Haus?

Haben Sie neue Seife, neues Shampoo, neues Waschmittel oder neue Lotion benutzt?
Kosmetika
Haben Sie etwas anderes/Ungewöhnliches gegessen ?
Was machen Sie beruflich?

la epidermis
la dermis
la mucosa
el tallo del pelo

las eflorescencias primarias
la mancha
el habón/la urtica
el tubérculo
la placa
la tuberosidad
el nudo
la ampollita/la vejigita
la ampolla/la vejiga
la pústula

las eflorescencias secundarias
la escama
la costra
la escara
la erosión
la excoriación
la úlcera
la fisura

la atrofia
la cicatriz
la liquenificación
la acantosis
la hiperqueratosis
quebradizas (las uñas)
la caída del pelo/la alopecia

la hiperpigmentación
la despigmentación
el enrojecimiento/la rubefacción
el exantema
el eritema
las petequias
el derrame de sangre/el hematoma

limitado irregularmente
limitado regularmente
elevado, -a
a nivel de la piel
superficial
profundo, -a

Epidermis
Dermis
Schleimhaut
Haarschaft

Primäreffloreszenzen
Makula/Fleck
Quaddel/Urtika/Nessel
Papel/Knötchen
Plaque
Höcker (Tuber)
Knoten
Bläschen
Blase
Pustel

Sekundäreffloreszenzen
Schuppung/Squama
Kruste
Schorf
Erosion
Exkoriation
Ulkus/Geschwür
Schrunde (Rhagade)

6

Atrophie
Narbe
Lichenifikation
Akanthose
Hyperkeratose/Verhornung
brüchig (Fingernägel)
Haarausfall/Alopezie

Hyperpigmentierung
Depigmentierung
Rötung
Exanthem
Erythem
Petechien
Bluterguss/Hämatom

unregelmäßig begrenzt
regelmäßig begrenzt
erhaben
im Hautniveau
oberflächlich
tief

la espátula de vidrio
Vamos a hacerle una prueba de alergia.
Debemos hacer una biopsia.

el ungüento/la pomada
los polvos de talco
la loción
la leche solar (protectora)
la envoltura húmeda /la gasa húmeda

❗ ¡No debe rascarse!
No se reviente los granos.
Cambie diariamente el vendaje/el apósito.
Tenemos que tratar también a los miembros de su familia.
Su enfermedad es contagiosa. Evite el contacto cutáneo.
Lávese cada día completamente.

6.5 Neurología

Preguntas sobre la orientación

¿Cómo se llama?/¿Cuál es su nombre?
¿Qué fecha es hoy?
¿Sabe dónde está en este momento?
¿Cuándo nació usted?
¿Cuál es su número de teléfono?
Camine en línea recta.

La punción lumbar

el líquido cefalorraquídeo
No se mueva durante este examen.
Después de la punción lumbar usted tiene que acostarse dos horas
boca arriba.

Dolor de cabeza

↘ ¿Dónde le duele exactamente?
   – ¿Le duele la frente?
   – ¿Le duele la sien?
   – ¿Le duele la parte trasera de la cabeza?
   ¿Le duele toda la cabeza?

Glasspatel
Wir werden einen Allergietest machen.
Wir müssen eine Probeexzision machen.

Salbe
Puder
Lotion
Sonnenschutzcreme
feuchte Umschläge

Sie dürfen nicht kratzen.
Drücken Sie keine Pickel aus.
Wechseln Sie täglich den Verband.
Wir müssen Ihre Familienmitglieder mitbehandeln.
Ihre Krankheit ist ansteckend. Vermeiden Sie Hautkontakt.
Waschen Sie sich täglich – gründlich.

6.5 Neurologie

Fragen zur Orientiertheit

Wie ist Ihr Name?
Welches Datum ist heute?
Wissen Sie, wo Sie im Moment sind?
Wann sind Sie geboren?
Wie ist Ihre Telefonnummer?
Gehen Sie auf der geraden Linie.

Lumbalpunktion

Gehirnflüssigkeit
Bewegen Sie sich nicht während dieser Untersuchung!
Nach der Lumbalpunktion müssen Sie zwei Stunden auf dem Rücken liegen.

Kopfschmerzen

Wo genau sitzt der Schmerz?
– Im Stirnbereich?
– Im Schläfenbereich?
– Im Hinterkopfbereich?
Tut der ganze Kopf weh?

¿Le duele la nuca?
¿Le duele el cuello?
¿Siente el cuello tieso o rígido?
¿Siente dolor detrás de los ojos?
¿Es éste el peor dolor de cabeza que ha tenido en su vida?

¿Sufre usted de migrañas/jaquecas?
¿Le empeora el dolor cuando mira hacia la luz o hacia el sol?

¿Siente débil el lado izquierdo (derecho) de su cuerpo?

¿Cuando le da el dolor, tiene dificultades para hablar?

¿Siente entumecido el lado izquierdo (derecho) de su cuerpo?
¿Tiene dificultad para mantener el equilibrio?

? ¿Toma drogas?
¿Toma marihuana (cocaína, heroína)?

! A usted le duele la cabeza por tensión nerviosa.

6 Mareos

↯ problemas para mantener el equilibrio
¿Tiene usted la impresión de que el cuarto le da vueltas?
¿Tiene usted la impresión de que usted da vueltas?

¿Ha notado …
… sordera?
… zumbidos en los oídos?
… palpitationes?
… hormigueo?
la parestesia

¿Siente mareos incluso cuando esta sentado, -a?
¿Se marea cuando mueve la cabeza?
¿Se marea cuando está de pie o se levanta?

nublarse la vista
inconsciente
el síncope

i Se desmayó porque se levantó muy rápido.

Usted tiene problemas con su oído interno.

! Siéntese al lado de la cama dos minutos antes de levantarse.

Haben Sie Nackenschmerzen?
Haben Sie Schmerzen im Hals (äußerer Hals, vgl. garganta)?
Fühlt sich der Hals starr oder steif an?
Haben Sie hinter den Augen Schmerzen?
Ist es der schlimmste Kopfschmerz, den Sie je im Leben hatten?

Leiden Sie unter Migräne?
Wird der Schmerz schlimmer, wenn Sie ins Licht oder in die Sonne schauen?
Fühlen Sie eine Schwäche in der linken (rechten) Körperhälfte?

Haben Sie Schwierigkeiten beim Sprechen, wenn Sie Schmerzen haben?
Fühlt sich die linke (rechte) Körperhälfte taub an?
Haben Sie Schwierigkeiten, Ihr Gleichgewicht zu halten?

Nehmen Sie Drogen?
Nehmen Sie Marihuana (Kokain, Heroin)?

Sie haben Kopfschmerzen wegen nervlicher Angespanntheit.

Schwindel

Gleichgewichtsprobleme
Haben Sie das Gefühl, dass der Raum sich dreht?
Haben Sie das Gefühl, sich zu drehen?

Haben Sie andere Symptome gespürt?
– Taubheit?
– Summen in den Ohren?
– Herzklopfen?
– Kribbeln?
Parästhesie

Ist Ihnen schwindelig, wenn Sie sitzen?
Ist Ihnen schwindelig, wenn Sie den Kopf bewegen?
Ist Ihnen schwindelig, wenn Sie stehen oder aufstehen?

schwarz vor Augen werden
bewusstlos
Synkope

Sie sind ohnmächtig geworden, weil Sie zu schnell aufgestanden sind.
Sie haben Probleme im Innenohr.

Setzen Sie sich im Bett für zwei Minuten auf, bevor Sie aufstehen.

Ataque de apoplejía

↯   ¿Qué parte del cuerpo está débil (entumecida)?
    ¿Tiene problemas para entender palabras escritas (habladas)?

    ¿Puede caminar?

?   ¿Toma usted medicamentos para diluirle la sangre?

i   Usted ha tenido un ataque de isquemia transitorio.
    la hemorragia cerebral (el sangrado cerebral)

Ataque convulsivo

la convulsión
la epilepsia

?   ¿Cuándo ocurrió?
    ¿Cuánto tiempo duró el ataque?
    ¿Perdió el conocimiento?
    ¿Se mordió la lengua?
    ¿Perdió el control de la orina o de la defecación?

    ¿Sabe si hubo movimientos de una sola parte del cuerpo?
    desorientado, -a
    la espuma en la boca
?   ¿Tiene un historial de epilepsia?
    ¿Toma usted antiepilépticos?

6.6 Psiquiatría

Estado de consciencia

👁 ¿Puede usted oírme? Abra usted los ojos y haga señas con la
   mano derecha.

✎ El paciente está somnoliento, pero es fácil llamar su atención.
   – la consciencia clara
   – somnoliento/la consciencia nublada
   – soporoso/comatoso/delirante

Schlaganfall

Welche Körperregion ist schwach (taub)?
Haben Sie Schwierigkeiten, geschriebene (gesprochene) Wörter zu verstehen?
Können Sie gehen?

Nehmen Sie Medikamente zur Blutverdünnung?

Sie hatten eine TIA (transitorische ischämische Attacke).
Gehirnblutung

Krampfanfall

Krampf
Epilepsie

Wann ist es passiert?
Wie lange dauerte der Anfall?
Haben Sie das Bewusstsein verloren?
Haben Sie sich auf die Zunge gebissen?
Haben Sie die Kontrolle über das Wasserlassen oder den Stuhlgang verloren?

Wissen Sie, ob Sie nur eine Körperhälfte bewegt haben?
desorientiert
Schaum vor dem Mund
Hatten Sie schon einmal einen Krampfanfall?
Nehmen Sie Antiepileptka?

6.6 Psychiatrie

Bewusstseinslage

Können Sie mich hören? Öffnen Sie die Augen und winken Sie mit dem rechten Arm!

Patient ist schläfrig, aber leicht erweckbar.
– bewusstseinsklar
– somnolent/bewusstseinsgetrübt
– soporös/komatös/delirant

Orientación

👁 ¿Sabe usted dónde estamos?
¿Qué fecha es hoy?

✐ El paciente está desorientado en el tiempo y en el espacio.
– temporal/espacial/hacia sí mismo

Percepción

↘ ¿Escucha usted (a veces) una voz que le dice lo que usted hace en ese momento?
¿Oye usted voces que no oyen los demás?
¿Cuándo empezó a oír esas voces?
¿Le dicen las voces que se haga daño o que se suicide?

¿Le dicen las voces que haga daño a otras personas?

✐ El paciente informa de voces que comentan sus acciones.
las alucinaciones auditivas
las alucinaciones visuales/las ilusiones de los sentidos

Concepción

👁 Por favor, mire su reloj y dígame qué hora es.

✐ El paciente no concibe lo que se le pregunta.
– dificultosa/ralentizada

Pensamiento

❗ Cuénteme por qué se encuentra usted aquí.

✐ El pensamiento formal y el contenido no llaman la atención.
– inhibido/cerrado/ralentizado
– complicado/perseverante
– acelerado/ideas rápidas de asociación
– habla tangencialmente/de forma incoherente
– el bloqueo de pensamientos

Orientierung

Wissen Sie, wo wir hier sind?
Welches Datum haben wir heute?

Patient ist zeitlich und örtlich desorientiert.
– zeitlich/örtlich/zur eigenen Person

Wahrnehmung

Hören Sie (manchmal) eine Stimme, die Ihnen sagt, was Sie gerade tun?
Hören Sie Stimmen, die sonst niemand hört?
Seit wann hören Sie die Stimmen?
Sagen die Stimmen Ihnen, dass Sie sich verletzen oder sich das Leben nehmen sollen?
Sagen die Stimmen Ihnen, dass Sie andere Personen verletzen sollen?

Patient berichtet über Stimmen, die seine Handlungen kommentieren.
akustische Halluzinationen
optische Halluzinationen/Sinnestäuschungen

6

Auffassung

Bitte schauen Sie auf die Uhr und sagen Sie mir, wie viel Uhr es ist.

Patient erfasst nicht, was man ihn fragt.
– erschwert/verlangsamt

Denken

Erzählen Sie mir, weshalb Sie hier sind.

Das Denken ist formal und inhaltlich unauffällig.
– gehemmt/gesperrt/verlangsamt
– umständlich/perseverierend
– beschleunigt/ideenflüchtig
– vorbeiredend/zerfahren
– Gedankenabreißen

Estado básico de ánimo/Estado emocional

🦅 ¿Cómo está su estado de ánimo por el momento?
¿Cómo se siente usted interiormente?
¿Tiene usted sentimientos de culpa?
¿Llora usted por cualquier cosa?
¿Siente que no sirve para nada?

📝 El paciente parece desconcertado y desconfiado.
  - desconcertado/el sentimiento de no sentir
  - deprimido/sin esperanza/desesperado
  - temeroso/inquieto interiormente/desbocado
  - elevado/eufórico/maniforme

  - huraño/irritado/disfórico/quejicoso
  - desconfiado/hostil/paranoico
  - lábil de afectos/incontinente de afectos
  - los sentimientos de culpa/el desánimo/la melancolía

Funciones mnésicas

👁 ¿Qué ha comido usted hoy a mediodía?
¿Cuál es el nombre de su madre y cuándo nació (ella)?

📝 La memoria a corto plazo (MCP) está mermada, la memoria
a largo plazo (MLP) parece no estar perturbada.
la capacidad de memoria/la capacidad de concentración
la amnesia/las lagunas en la memoria/las confabulaciones

Ideas paranoicas

🦅 ¿Siente usted que alguien le sigue o le observa?
¿Ha cometido usted pecados muy grandes?

📝 El paciente expresa manías persecutorias y pecaminosas.
las manías persecutorias y de relación
el delirio de grandezas/la manía de enfermedades

Perturbaciones del "yo"

🦅 ¿Está usted convencido, -a que alguien interfiere/influye en sus
pensamientos o que alguien le roba los pensamientos?
¿Cree que la televisión o la radio le hablan solamente a usted?

Grundstimmung/Affekte

Wie ist Ihre Stimmung zurzeit?
Wie fühlen Sie sich innerlich?
Haben Sie Schuldgefühle?
Weinen Sie wegen etwas?
Fühlen Sie sich wertlos?

Patient wirkt ratlos und misstrauisch.
– ratlos/Gefühl der Gefühllosigkeit
– deprimiert/hoffnungslos/verzweifelt
– ängstlich/innerlich unruhig/getrieben
– gehoben/euphorisch/maniform

– mürrisch/gereizt/dysphorisch/klagsam
– misstrauisch/feindselig/paranoid
– affektlabil/affektinkontinent
– Schuldgefühl/Lustlosigkeit/Schwermut

Mnestische Funktionen

6

Was haben Sie heute Mittag gegessen?
Wie heißt Ihre Mutter mit Vornamen und wann ist sie geboren?

Das Kurzzeitgedächtnis ist beeinträchtigt, das Altgedächtnis erscheint ungestört.
Merkfähigkeit/Konzentrationsfähigkeit
Amnesie/Gedächtnislücken/Konfabulationen

Wahnideen

Fühlen Sie sich von irgendjemandem verfolgt oder beobachtet?
Haben Sie schwere Sünden begangen?

Patient äußert Verfolgungs-und Versündigungsideen.
Verfolgungs- und Beziehungsideen
Größenideen/Krankheitswahn

Ich-Störungen

Haben Sie die Überzeugung, dass jemand Ihre Gedanken beeinflusst oder Ihnen Ihre Gedanken entzieht?
Meinen Sie, dass das Fernsehen oder das Radio nur zu Ihnen spricht?

✒ El paciente está convencido de que sus pensamientos están
controlados por un ordenador/una computadora.
la despersonalización/la desrealización
la imposición de pensamientos
el robo de pensamientos

Síntomas obsesivos/fobias

↯ ¿Le presionan de forma fuerte algunos pensamientos que usted
no quiere tener?
¿Tiene usted miedo de ir a grandes almacenes y lo evita siempre
que puede?

✒ El paciente informa sobre pensamientos obsesivos.
El paciente tiene miedo de espacios estrechos y evita tales situa-
ciones.
la obsesión de control/la compulsión de lavarse

los pensamientos obsesivos/las ideas obsesivas
la agorafobia/la claustrofobia
las fobias sociales/la bacilofobia

Diagnósticos psiquiátricos (según CIE-10)

la demencia (la demencia vascular, la demencia de tipo Alzheimer)
el psicosíndrome orgánico
el síndrome de abstinencia con delirio
el uso nocivo/el síndrome de dependencia

la esquizofrenia/las pertubaciones paranoicas/la psicosis
la pertubación del afecto/el episodio maníaco
el trastorno depresivo recidivo
el trastorno neurótico/– por estrés/-somatoforme

el trastorno fóbico/– de miedo/– obsesivo
el trastorno de la alimentación/– del sueño/- de la función sexual
la alteración de la personalidad/– del comportamiento
el trastorno de la personalidad de tipo "Borderline"

Patient ist überzeugt, dass seine Gedanken von einem Computer gesteuert werden.
Depersonalisation/Derealisation
Beeinflussungserlebnisse
Gedankenentzug

Zwangssymptome/Phobien

Drängen sich Ihnen zwanghaft bestimmte Gedanken auf, die Sie gar nicht haben wollen?
Haben Sie Angst, in ein Kaufhaus zu gehen, und vermeiden es möglichst?

Patient berichtet über Zwangsgedanken.
Patient hat Angst vor engen Räumen und vermeidet diese Situationen.
Kontrollzwang/Waschzwang

Zwangsgedanken/Zwangsvorstellungen
Agoraphobie/Klaustrophobie
soziale Phobien/Bazillophobie

6

Psychiatrische Diagnosen (nach ICD-10):

Demenz (vaskuläre Demenz, Demenz bei Alzheimer-Krankheit)
organisches Psychosyndrom
Alkohol-Entzugssyndrom mit Delir
schädlicher Gebrauch/Abhängigkeitssyndrom

Schizophrenie/wahnhafte Störung/Psychose
affektive Störung/manische Episode
rezidivierende depressive Störung
neurotische/Belastungs-/somatoforme Störung

phobische/Angst-/Zwangsstörung
Ess-/Schlafstörung /sexuelle Funktionsstörung
Persönlichkeits-/Verhaltensstörung
Persönlichkeitsstörung vom Borderline-Typ

Diagnóstico psiquiátrico y terapia

la exploración/la anamnesis biográfica
el test diagnóstico/la observación del comportamiento
la terapia con psicofármacos
los antidepresivos/los neurolépticos/los tranquilizantes

la psicoterapia/el psicoanálisis
la terapia de conducta/la socioterapia

El suicidio

? ¿Por qué quiso suicidarse?
  – ¿Problemas en el trabajo?
  – ¿Problemas matrimoniales/de pareja?
  – ¿Problemas personales?
  – ¿Por otro motivo?
¿Todavía quiere suicidarse?

¿Ha tratado de suicidarse otras veces?
¿Ha estado (alguna vez) en un psiquiatra?
¿Le han internado en un hospital psiquiátrico?

6

↯ ¿Cómo trató de suicidarse?
  – ¿con pastillas?
  – ¿con un cuchillo?
  – ¿con una pistola o un rifle?
  – ¿saltando de un lugar alto?
  – ¿ahorcándose?

la intoxicación/el envenenamiento
¿Cuántas pastillas ha tomado?
¿Qué pastillas ha tomado?
¿A qué hora tomó las pastillas?
¿Ha traído el paquete de las pastillas?

¿Tomó bebidas alcohólicas?
¿Tomó las pastillas para suicidarse?
¿Ha vomitado desde que tomó las pastillas?
¿Sufre usted de depresiones?

Psychiatrische Diagnostik und Therapie

Exploration/biographische Anamnese
Testdiagnostik/Verhaltensbeobachtung
Psychopharmakotherapie
Antidepressiva/Neuroleptika/Tranquilizer

Psychotherapie/Psychoanalyse
Verhaltenstherapie/Soziotherapie

Suizid

Warum wollten Sie sich das Leben nehmen?
– Probleme bei der Arbeit?
– Probleme in der Ehe?
– Persönliche Probleme?
– Aus anderen Gründen?
Möchten Sie sich immer noch das Leben nehmen?

Haben Sie schon einmal versucht, sich das Leben zu nehmen?
Waren Sie schon (einmal) bei einem Psychiater?
Sind Sie schon (einmal) in einer psychiatrischen Klinik aufgenommen worden?

Wie haben Sie versucht, sich das Leben zu nehmen?
– Mit Tabletten?
– Mit einem Messer?
– Mit einer Pistole oder einem Gewehr?
– Durch einen Sprung aus großer Höhe?
– Durch Erhängen?

Intoxikation/Vergiftung
Wie viele Tabletten haben Sie eingenommen?
Was für Tabletten haben Sie eingenommen?
Um wie viel Uhr haben Sie die Tabletten genommen?
Haben Sie die Tablettenverpackung mitgebracht?

Haben Sie Alkohol getrunken?
Haben Sie die Tabletten genommen, um sich das Leben zu nehmen?
Haben Sie erbrochen, seit Sie die Tabletten genommen haben?
Leiden Sie unter Depressionen?

6

Tengo que introducirle un tubo por la boca para vaciarle el estómago.
el lavado gástrico/del estómago
la sonda nasogástrica
Tenemos que atarlo/-la por su propia seguridad.

Usted tiene que tomar un medicamento para neutralizar las pastillas que tomó.
Regrese al hospital (a la clínica) si siente deseos de hacerse daño a usted o a otras personas.

6.7 Ortopedia

Dolor de espalda

Señale con el dedo donde le duele.
¿Le duele …
… al inclinarse?
… cuando está sentado?
… cuando está tumbado?
…al andar?

¿Siente debilidad en la pierna?
dormido, -a /entumecido, -a

¿Ha levantado algo pesado?
¿Ha recibido usted un golpe en la espalda?
¿Se ha caído?

Póngase de pie y ponga sus pies juntos.
Intente tocarse los pies sin doblar las rodillas.
Doble su espalda hacia atrás lo máximo que pueda.
Dóblese hacia el lado derecho (izquierdo).
Levante la pierna derecha (izquierda).

la rigidez muscular/la miogelosis
el lumbago
el esguince/la distensión
la luxación/la dislocación/el desencajamiento
la fractura en una vértebra

la fisioterapia
Usted necesita hacer reposo por un día.

Ich muss Ihnen einen Schlauch durch den Mund schieben, um den Magen auszuleeren.
Magenspülung
Nasensonde
Wir müssen Sie zu Ihrer eigenen Sicherheit festbinden.

Sie müssen ein Medikament nehmen, um die Tabletten, die Sie genommen haben, zu neutralisieren.
Kommen Sie ins Krankenhaus zurück, wenn Sie merken, dass Sie sich oder andere verletzen wollen.

6.7 Orthopädie

Rückenschmerzen

Zeigen Sie bitte mit dem Finger, wo Sie Schmerzen haben.
Haben Sie Schmerzen beim …
… Bücken?
… Sitzen?
… Liegen?
… Gehen?

Haben Sie eine Schwäche im Bein?
eingeschlafen/taub

Haben Sie etwas Schweres gehoben?
Haben Sie einen Schlag in den Rücken bekommen?
Sind Sie gefallen?

Stehen Sie auf und stellen Sie Ihre Füße zusammen.
Berühren Sie Ihre Füße, ohne die Knie zu beugen.
Beugen Sie Ihren Rücken so weit, wie Sie können.
Beugen Sie Ihren Rücken zur rechten (linken) Seite.
Heben Sie Ihr rechtes (linkes) Bein.

Muskelverspannung
Lumbago/Hexenschuss
Verstauchung/Distension
Luxation/Dislokation/„Auskugeln" (ugs.)
Wirbelkörperfraktur

Krankengymnastik/Physiotherapie
Sie müssen einen Tag ruhen.

6

Extremidades

las piernas en forma de O (en forma de X)
los pies planos
la cojera

el desgarre
la luxación
la torcedura
la fractura

la contusión/la magulladura
la rotura de ligamento
la rotura de fibra muscular
el hematoma/el derrame de sangre/el moratón

el síndrome compartimental
la enfermedad de Sudeck

¿Empezó primero el dolor o la hinchazón?
¿Puede levantar el brazo?
¿Puede enderezar la pierna?
¿Puede apoyar la pierna?

¿Siente calor en la rodilla?
¿Puede caminar apoyando el tobillo?
¿Puede caminar sin que le duela en el tobillo?

¿Se ha lastimado?/¿Se ha hecho daño?
¿Le ha golpeado alguien?
¿Ha tenido un accidente con el automóvil?
¿Estaba haciendo deporte?

¿Se ha caído de la cama (la silla de ruedas)?
¿Se ha lastimado el hombro alguna vez?
¿Se ha dislocado el hombro alguna vez?
¿Se ha torcido el codo (la rodilla, el tobillo, etc.)?

Levante el brazo.
Toque el otro hombro con la mano.
Separe los dedos.
Junte los dedos.
Toque con el dedo pulgar el meñique.

Doble (Enderece) la rodilla lo máximo posible.
Mueva su pie hacia…
… abajo.
… arriba.

Extremitäten

O-(X-)Beine
Plattfüße
Humpeln

Zerrung
Verrenkung/Luxation
Verstauchung
Fraktur

Quetschung
Bänderriss/Ligamentruptur
Muskelfaserriss
Hämatom/Bluterguss

Kompartmentsyndrom
Sudeck-Dystrophie

Was war zuerst da? Der Schmerz oder die Schwellung?
Können Sie Ihren Arm heben?
Können Sie das Bein strecken?
Können Sie Ihr Bein belasten?

Fühlt sich Ihr Knie heiß an?
Können Sie gehen, wenn Sie den Knöchel entlasten?
Können Sie ohne Schmerzen im Knöchel gehen?

Haben Sie sich verletzt?
Hat jemand Sie geschlagen?
Hatten Sie einen Verkehrsunfall?
Haben Sie Sport getrieben?

Sind Sie aus dem Bett (dem Rollstuhl) gefallen?
Haben Sie sich schon einmal die Schulter verletzt?
Haben Sie sich die Schulter schon einmal verrenkt?
Haben Sie den Ellenbogen (das Knie, den Knöchel, etc.) verdreht?

Heben Sie den Arm.
Berühren Sie mit der Hand die andere Schulter.
Spreizen Sie die Finger.
Führen Sie die Finger zusammen.
Berühren Sie mit dem Daumen den kleinen Finger.

Beugen (Strecken) Sie das Knie so weit wie möglich.
Bewegen Sie Ihren Fuß…
… nach unten.
… nach oben.

6

… adentro.
… afuera.

la artroscopia
Necesito sacarle líquido de la articulación.

i Hay que enyesarle el brazo (el tobillo/el pie, etc.).
el vendaje
las muletas

! No se quite el cabestrillo.
No se quite el vendaje.
No se apoye con el pie lastimado durante 48 horas.
Mantenga el pie/brazo en alto el mayor tiempo posible.

6.8 Oftalmología

miope/hipermétrope
bizquear/ser bizco
las gafas/las lentes
las lentes de contacto/las lentillas

el chalazión/el calacio
el orzuelo/el hordeolum
la conjuntivitis

↶ ¿Le lloran los ojos?
¿Le escuecen los ojos?/¿Tiene comezón en los ojos?
¿Le arden los ojos?

¿Le molesta la luz en los ojos?
¿Tiene la vista borrosa o nublada?
¿Ve usted doble?

¿Siente usted como si tuviera algo en el ojo?
¿Siente como si tuviera algo debajo del párpado?
¿Le produce el ojo alguna secreción?
¿Se despierta por la mañana con los ojos pegados?

? ¿Le ha tocado alguien con el dedo en el ojo?
¿Se ha dado un golpe en el ojo?
¿Le ha entrado polvo en el ojo?
– ¿En su casa?
– ¿En el trabajo?
– ¿En la calle?

¿Le ha salpicado algún producto de limpieza en el ojo?
¿Sabe usted si tiene glaucoma (alta tensión intraocular)?

… nach innen.
… nach außen.

Arthroskopie
Ich muss Ihnen Gelenkflüssigkeit entnehmen.

Wir müssen Ihren Arm (Knöchel/Fuß, etc.) eingipsen.
Verband
Krücken

Lassen Sie die Schulter in der Schlinge.
Lassen Sie Ihren Arm im Verband.
Für 48 Stunden sollten Sie den Fuß nicht belasten.
Lagern Sie Ihren Fuß/Arm so oft Sie können hoch.

6.8 Augenheilkunde

kurz-/weitsichtig
schielen
Brille
Kontaktlinsen

Chalazion/Hagelkorn
Gerstenkorn/Hordeolum
Bindehautentzündung

Tränen Ihre Augen?
Jucken Ihre Augen?
Brennen Ihre Augen?

Sind Sie lichtempfindlich?
Sehen Sie unscharf?
Sehen Sie doppelt?

Haben Sie ein Fremdkörpergefühl im Auge?
Fühlt es sich an, als ob Sie etwas unter dem Augenlid hätten?
Sondert Ihr Auge Sekret ab?
Wachen Sie morgens mit verklebten Augen auf?

Hat jemand mit dem Finger in Ihr Auge gefasst?
Haben Sie einen Schlag auf das Auge bekommen?
Haben Sie Staub in das Auge bekommen?
– Im Haus?
– Bei der Arbeit?
– Auf der Straße?

Haben Sie sich Haushaltsreiniger in die Augen gespritzt?
Wissen Sie, ob Sie grünen Star haben?

¿Tiene usted cataratas?
¿Se ha puesto pomada en los ojos?

Tiene un trocito de metal/madera en el ojo.
Tiene una raspadura (un rasguño) en la córnea.
Voy a ponerle en los ojos unas gotas de anestesia.
Vamos a ponerle una pomada (en el ojo) y a cubrirle el ojo con un parche.

No se quite el parche hasta que vaya al oculista.
Lávese las manos antes/después de ponerse la medicina.
Debería ponerse unas gafas de protección para trabajar.

6.9 Otorrinolaringología

Dolor de garganta

¿Le duele la garganta?
¿Le duele al tragar?
¿Puede tomar líquidos?
¿Ha notado algún cambio en su voz?
¿Está ronco, -a?
¿Pierde usted saliva?/¿Se le cae la baba?

¿Ha estado en contacto (recientemente) con una persona a quien le doliera la garganta?

Por favor, abra la boca y diga "aah".
Necesito hacerle un cultivo de garganta./Necesito hacerle un frotis faríngeo.

Dolor de cuello

¿Tiene dificultad para girar la cabeza?
¿Siente que el cuello está tensado hacia un lado?
Trate de tocar su pecho con su mentón/barbilla.
Mueva la cabeza hacia atrás.
Voltee la cabeza hacia la derecha (izquierda).

Usted tiene un espasmo muscular en el cuello.
Necesita un relajante muscular.

Haben Sie grauen Star?
Haben Sie Augensalbe genommen?

Sie haben einen Metall–/Holzsplitter im Auge.
Sie haben eine Hornhauterosion.
Ich werde Ihnen Augentropfen zur Anästhesie geben.
Wir werden Ihnen eine Salbe geben und das Auge mit einem Pflaster abdecken.

Entfernen Sie das Pflaster nicht, bevor Sie beim Augenarzt waren.
Waschen Sie sich die Hände vor/nach dem Auftragen der Medizin.
Sie sollten eine Schutzbrille beim Arbeiten tragen.

6.9 Hals-Nasen-Ohren-Heilkunde

Halsschmerzen

Haben Sie Halsschmerzen?
Haben Sie Schmerzen beim Schlucken?
Können Sie Flüssigkeiten zu sich nehmen?
Haben Sie in Ihrer Stimme Veränderungen wahrgenommen?
Sind sie heiser?
Verlieren Sie Speichel?

Hatten sie (kürzlich) Kontakt zu Personen mit Halsschmerzen?

Machen Sie bitte den Mund auf und sagen Sie „aah".
Ich muss einen Rachenabstrich machen.

Nackenbeschwerden

Haben Sie Probleme, den Kopf zu drehen?
Haben Sie das Gefühl, dass Ihr Hals zu einer Seite gezogen wird?
Versuchen Sie, das Kinn auf die Brust zu legen.
Legen Sie den Kopf in den Nacken.
Drehen Sie den Kopf nach rechts (links).

Sie haben Muskelverspannungen im Nackenbereich.
Sie brauchen ein Muskelrelaxans.

6

Hemorragia nasal

↘ ¿De qué agujero de la nariz sangra?
¿Empezó la hemorragia espontáneamente?
¿Se ha metido algo dentro de la nariz?
¿Cuánto tiempo le ha durado la hemorragia?

? ¿Qué hace usted para parar la hemorragia?
– ¿Se pone un trapo húmedo en la frente?
– ¿Se pone pañuelos de papel/"kleenex" en la nariz?
– ¿Se aprieta la nariz durante algún tiempo?
– ¿Pone la cabeza hacia atrás?
¿Tiene problemas con la coagulación de la sangre?

i Ponga la cabeza hacia delante y apriete la nariz.
Respire por la boca.
Tengo que taponar su nariz.

! Vaya a su médico mañana para que le quite el tapón.
No ponga la cabeza hacia atrás.
No se suene la nariz.

6

Dolor de oído

↘ ¿Le duele el oído derecho (izquierdo)?
¿Ha notado usted secreción en el oído?
¿Tiene cera en el oído?
¿Le zumban los oídos?
¿Le sale sangre del oído?

? ¿Se ha pegado usted un golpe en el oído?
¿Se ha metido algo en el oído?
– ¿un bastoncillo de oído/un "Q-tip"/Isopos©?
– ¿un pinza del pelo/un pasador?
– ¿un insecto?
¿Ha usado cera/algodones para el oído?

i Usted tiene una infección en el conducto auditivo/una otitis externa.
Se le ha roto el tímpano.

! Regrese al hospital (a la clínica) si le da dolor de cabeza o el cuello se le pone tieso.
Póngase dos gotas en el oído cada seis horas.

Epistaxis

Aus welchem Nasenloch blutet es?
Hat das Bluten spontan angefangen?
Haben Sie etwas in die Nase gesteckt?
Wie lange hat es geblutet?

Was tun Sie gegen das Nasenbluten?
– Legen Sie einen feuchten Umschlag auf die Stirn?
– Stecken Sie Papiertaschentücher/„Tempos" in die Nase?
– Halten Sie sich die Nase zu?
– Legen sie den Kopf in den Nacken?
Haben Sie Blutgerinnungsstörungen?

Beugen Sie den Kopf nach vorne und halten Sie sich die Nase zu.
Atmen Sie durch den Mund.
Ich muss die Nase tamponieren.

Gehen Sie morgen zum Arzt, damit er die Tamponade entfernt.
Legen Sie nicht den Kopf nach hinten.
Putzen Sie sich nicht die Nase.

6

Ohrenschmerzen

Haben Sie Schmerzen im rechten (linken) Ohr?
Haben Sie Ausfluss aus dem Ohr bemerkt?
Haben Sie einen Schmalzpfropf im Ohr?
Haben Sie Ohrgeräusche?
Bluten Sie aus dem Ohr?

Haben Sie einen Schlag auf das Ohr bekommen?
Ist irgendetwas in Ihr Ohr gekommen?
– Ein Wattestäbchen/Ein „Q-Tip"?
– Eine Haarklammer?
– Ein Insekt?
Haben Sie Ohrenstöpsel benutzt?

Sie haben eine Entzündung des Gehörganges.

Ihr Trommelfell ist gerissen.

Kommen sie wieder ins Krankenhaus, wenn Sie Kopfschmerzen oder Nackensteifigkeit bekommen.
Nehmen Sie zwei Ohrentropfen alle sechs Stunden.

6.10 Odontología

Dolor de dientes

↴ ¿Qué diente le duele?
¿Tiene hinchadas las encías?
¿Le sangran las encías?
¿Tiene hinchados los ganglios linfáticos del cuello?

? ¿Ha ido al dentista?
¿Ha tenido problemas con este diente antes?
¿Se ha dado un golpe en el diente?
¿Ha mordido algo duro?
¿Sabe si tiene caries (parodontosis)?

❗ Le voy a anestesiar el diente.
Necesito perforar/fresar.
Voy a hacerle un empaste (radicular).
Tengo que extraerle el diente (la muela del juicio).
Tendría que extraerle el sarro.
Usted tiene una infección en las encías.

Usted necesita …
… un empaste.
… un puente dental.
… una corona.
… un aparato ortodóncico/una ortodoncia.
… una prótesis dental (una dentadura postiza).

la amalgama
el empaste de oro
el empaste de cerámica

❗ Evite bebidas calientes o frías.
Evite masticar cosas duras.
Lávese los dientes de forma regular.

6.11 Reanimación

Reanimación cardiopulmonar (RCP)

El ABC de la reanimación
la posición lateral de seguridad
se coloca al paciente sobre una superficie dura y sólida

6.10 Zahnmedizin

Zahnschmerzen

Welcher Zahn tut weh?
Ist Ihr Zahnfleisch geschwollen?
Haben Sie Zahnfleischbluten?
Haben Sie geschwollene Lymphknoten im Halsbereich?

Waren Sie beim Zahnarzt?
Hatten Sie früher schon Probleme mit diesem Zahn?
Haben Sie sich den Zahn angeschlagen?
Haben Sie auf irgendetwas Hartes gebissen?
Wissen Sie, ob Sie Karies (Parodontose) haben?

Ich werde den Zahn betäuben.
Ich muss bohren.
Ich werde eine (Wurzel-) Füllung machen.
Ich muss den Zahn (Weisheitszahn) ziehen.
Der Zahnstein müsste entfernt werden.
Sie haben eine Zahnfleischentzündung.

Sie brauchen …
… eine Plombe.
… eine Brücke.
… eine Krone.
… eine Zahnspange.
… eine Prothese.

Amalgam
Gold-Inlay
Keramik-Inlay

Vermeiden Sie heiße und kalte Getränke.
Kauen Sie keine harten Sachen.
Putzen Sie sich regelmäßig die Zähne.

6.11 Reanimation

Kardiopulmonale Wiederbelebung

Das ABC-Schema
stabile Seitenlage
Lagerung des Patienten auf einer harten Unterlage

Vías aéreas orales y nasales (**A**, airway)
– limpiar la orofaringe
– cabeza en posición de "olfateo"/cabeza estirada hacia atrás
– tracción de la mandíbula

Respiración (**B**, breathing)
– Boca a nariz o con bolsa de oxígeno al 100 %
– la coniotomía

Circulación
– el masaje cardíaco externo
– la relación entre ventilación y compresión es de 2 : 30

El equipamiento

el oxígeno
el aspirador
los catéteres de aspiración

la máscara de oxígeno de tamaño adulto y pediátrico
la bolsa autohinchable/el ambú
el tubo endotraqueal
el laringoscopio con hoja
el tubo de mayo

la pinza (de Mc Gill)
la sonda
el esparadrapo

los catéteres intravasculares
canalizar
la llave de doble/tres vías

la jeringa
la aguja intraósea
el instrumental de venotomía

el manguito de presión arterial
las tiras para la determinación de la glucosa
la lanceta

el aparato y los electrodos de ECG
el desfibrilador ("¡Apártense todos!")
el marcapasos cardíaco

Atemwege
– Säuberung des Mund-Rachen-Raumes
– Überstreckung des Kopfes
– Unterkiefer vorziehen

Beatmung
– Mund-zu-Nase oder mit Beatmungsbeutel (100 % O_2)
– Koniotomie

Cirkulation
– Herzdruckmassage
– Relation: Ventilation/Kompression 2 : 30

Ausrüstung

Sauerstoff(flasche)
Absauger
Absaugkatheter

Beatmungsmaske für Kinder und Erwachsene
Beatmungsbeutel/Ambubeutel
Endotrachealtubus
Laryngoskop mit Spatel
Guedeltubus

Greifzange
Sonde
Klebeband

i. v.-Zugang
venösen Zugang legen
2-/3-Wege-Hahn

Spritze
Intraossear-Spritze
Besteck für Venotomie

Blutdruckmanschette
Zuckerteststreifen
Lanzette/Piekser

EKG-G6erät und Elektroden
Defibrillator („Alle weg vom Bett!")
Schrittmacher

6

Los medicamentos

adrenalina
atropina
bicarbonato
calcio elemento
lidocaína

6

Medikamente

Adrenalin
Atropin
Natriumbikarbonat
Kalzium
Lidocain

6

7 Ejemplos de casos médicos

7.1 Caso 1

FECHA	HORA	SERVICIO	SEXO	CALIFICACIÓN SOCIO-ECONÓMICA PROVISIONAL
00–10–01	10.55	Emergencias	femenino	I. (= insolvente)
DOMICILIO:		Arequipa		SP. (= semipagando/paga
OCUPACIÓN:		ama de casa		sólo una parte)*
				PG. (= pagando)

1. Traído al hospital por
2. Anamnesis y/o condiciones en que es recibido
3. Examen físico
4. Impresión diagnóstica
5. Indicación y evaluación

EDAD: 24 años

PA: 170/70
T oral: 37° C
T rectal: 37,7° C
Pulso: 96'

1. A.T.C. (nombre de la persona que ha traído al paciente)
2. Paciente que inició su enfermedad hace 6 horas con dolor urgente epigástrico a las 3 horas, se localiza en FID tipo cólico. Ha presentado náuseas y vómitos en una ocasión. Heces normales, orinas normales. Hace 3 horas recibe Plidan oral con lo que no calma el dolor.

3. Paciente en REG, BEH, BEN, LOTEP, conjuntivas rosadas, mucosas orales húmedas, abdomen simétrico y movimiento con la respiración. Dolor a la palpación superficial y profunda en epigástrico y de mayor intensidad en FID.

McBurney (+)   Blumberg (+)   Rovsing (+)
4. ID d/c apendicitis aguda
5. • Hg, Hm
   • Sedimento urinario
   • Glucosa, creatinina
   • Dx 5% Solución acuosa (SA) x 1000 cc. XV gotas/min
   • Hipersodio 1 ampolla
   • Reposo gástrico

NOMBRE: N.C.T.

SERVICIO DE EMERGENCIA   HOSPITAL REGIONAL "HONORIO DELGADO"
                           AREQUIPA (PERÚ)

---

* Diese Einteilungen können von Land zu Land je nach Gesundheitssystem variieren.

7 Fallbeispiele

7.1 Fall 1

DATUM	UHRZEIT	ABTEILUNG	GESCHLECHT	ZAHLUNGS-FORM
01.10.00	10.55 Uhr	Notaufnahme	weiblich	insolvent
ADRESSE:	Arequipa			anteilig zahlend
BERUF:	Hausfrau			
				zahlend

1. Vorgestellt durch
2. Anamnese und/oder Verfassung bei Aufnahme
3. Untersuchung
4. Vorläufige Diagnose
5. Anweisungen und Evaluation

ALTER:	24 Jahre	RR: 170/70
		Orale Temperatur: 37° C
		Rektale Temp.: 37,7° C
		Puls: 96/min

1. A.T.C. (Name der Person, die die Patientin gebracht hat)
2. Patientin, bei der vor 6 Stunden ein stechender/brennender Schmerz im Epigastrium auftrat. Seit 3 Stunden lokalisiert in der Fossa iliaca rechts (kolikartig). Die Patientin bot einmaliges Erbrechen und Übelkeit. Stuhl und Urin ohne Befund. Vor 3 Stunden nahm sie Plidan oral ein, ohne dass sich eine Verbesserung der Symptomatik einstellte.
3. Patientin in regulärem Allgemeinzustand, gutem Ernährungs- und Hydratationsstatus; wach, zeitlich, örtlich und zur Person orientiert. Konjunktiven rosig, Mundschleimhaut feucht, Abdomen symmetrisch und atembeweglich. Schmerz bei oberflächlicher und tiefer Palpation im Epigastrium und von stärkerer Intensität in der rechten Fossa iliaca.
   McBurney (+)   Blumberg (+)   Rovsing (+)
4. Vorläufige Diagnose: Verdacht auf akute Appendizitis
5. • Hämoglobin, Blutbild
   • Urin-Sediment
   • Glukose, Kreatinin-Bestimmung
   • Dextrose 5 % in wässriger Lösung 15 Tropfen/min
   • Ringer-Lactat 1 Ampulle
   • Nahrungskarenz

NAME: N.C.T.

NOTAUFNAHME   NAME DES KRANKENHAUSES

7

7.2 Caso 2

HISTORIAL CLÍNICO

1. **FILIACIÓN**
   Nombre: L.J.C.V.
   Edad: 3 años
   Fecha de nacimiento: 98/09/13
   Sexo: varón
   Raza: mestiza
   Domicilio: Alto Cayma
   Nombre del padre: C.C.C.
   Nombre de la madre: B.V.G.
   Natural de: Arequipa
   Procedente de: Arequipa
   Informante: la madre
   Fecha de ingreso: 01/09/13

2. **ENFERMEDAD ACTUAL**
   Duración de la enfermedad: 5 días
   Síntomas principales: tos, sensación de alta térmica no cuantificada, agitación
   Historial de la enfermedad: Madre refiere que niño inicia enfermedad de manera insidiosa presentando rinorrea verdosa y tos escasa que luego se acompaña de alza térmica no cuantificada continua, por lo cual madre le automedica con Panadol una tableta de 500 mg cada 12 hrs. durante 2 días, con lo que baja la fiebre pero tos se torna más productiva y exigente por lo cual madre lo lleva al Puesto de Salud de Zamácola donde le indican Amoxicilina de 250 mg 1 cdts. cada 8 hrs. y 200 mg de Ibuprofeno (1 tableta cada 8 hrs.). Pero cuadro persiste sin mejoría. Hoy por la tarde (antes del ingreso) madre nota que niño se torna agitado y cianótico (indica que los labios se tornan morados) por lo cual le hace inhalaciones de agua de eucalipto sin notar mejoría. Se torna más irritable y es traído por emergencia, donde se realiza nebulización con Fenoterol y se decide su hospitalización.

   Fs. Bs:
   - apetito muy disminuido (hoy sólo tomó el desayuno)
   - sed aumentada
   - orinas normales
   - heces, no desde ayer (hábito defecatorio 2–3 v/día)

7.2 Fall 2

KRANKENGESCHICHTE

1. **PERSONALIEN**
   Name: L.J.C.V.
   Alter: 3 Jahre
   Geburtsdatum: 13.9.98
   Geschlecht: männlich
   Rasse: Mestize
   Adresse: Alto Cayma
   Name des Vaters: C.C.C.
   Name der Mutter: B.V.G.
   Geburtsort: Arequipa
   Wohnort: Arequipa
   Fremdanamnese durch: Mutter
   Datum der Aufnahme: 13.9.01

2. **AKTUELLE ERKRANKUNG**
   Dauer der Erkrankung: 5 Tage
   Leitsymptome: Husten, Eindruck erhöhter Temperatur (nicht gemessen), Agitiertheit
   Anamnese: Die Mutter berichtet von einem schleichenden Krankheitsbeginn; das Kind habe grünliches Nasensekret abgesondert und spärlichen Husten entwickelt, später eine unbestimmt erhöhte Temperatur. Daraufhin verabreichte die Mutter von sich aus Paracetamol, 1 Tablette à 500 mg alle 12 Stunden über 2 Tage, wodurch das Fieber zwar gesenkt, der Husten aber produktiv und stärker wurde, sodass die Mutter ihr Kind im Gesundheitszentrum Zamácula vorstellte, wo Amoxicillin (250 mg alle 8 Stunden) und 200 mg Ibuprofen (alle 8 h 1 Tablette) verschrieben wurden. Das Krankheitsbild blieb jedoch ohne Besserung bestehen. Heute Nachmittag (vor der Aufnahme) bemerkte die Mutter, dass ihr Sohn unruhig und zyanotisch wurde (Mutter beschreibt eine Blaufärbung der Lippen), woraufhin sie ihren Sohn einen Eukalyptus-Aufguss inhalieren ließ, ohne dass sich eine Linderung einstellte. Das Kind wurde zunehmend unruhig und wurde in die Notaufnahme gebracht, wo eine Inhalation mit Fenoterol durchgeführt und das Kind stationär aufgenommen wurde.

   Vegetative Anamnese
   - Appetit stark vermindert (hat heute nur gefrühstückt)
   - verstärkter Durst
   - Urin und Wasserlassen normal
   - seit gestern kein Stuhlgang (sonst üblicherweise 2–3 mal pro Tag)

3. ANTECEDENTES PERSONALES
Prenatales
- Madre: G: 1 – A: 0; HV: 1; HM: 0; Pv: 1; Pc: 0

- Controles prenatales: Más de 5 controles con obstetriz en el Puesto de Salud de Zamácola
- Enfermedades maternas intercurrentes durante el embarazo: ninguna

Natales
- Nacido a término de parto eutócico, de atención profesional por obstetriz, en Puesto de Salud de Zamácola
- Peso al nacer: 3800 gr., lloró al nacer

Postnatales
- Lactancia materna exclusiva 6 meses. Inicia el destetamiento con sopas, papillas de zapallo, papas, frutas, manzana y plátano
- Inicia deambulación: a los 12 meses
- Se sienta sólo: aprox. 7 meses
- Empieza a hablar: 1 año
- Alimentación actual: 4–5 veces por día, leche, quaker (papillas de avena), pan y carnes diariamente, verduras diariamente, menestras, lentejas y arvejas (guisantes) 1–2 veces por semana.
- Denver de acuerdo a la edad

Patológicos
- Vacunaciones: completas
- Alergia medicamentos: no refiere
- Transfusiones sanguíneas: no refiere
- No refiere eruptivas de la infancia
- IRA: 2 – 3 veces por año, tratadas

- Diarrea acuosa: con un año y 2 meses, que recibió tratamiento médico antibiótico
- No hospitalizaciones anteriores

4. DATOS SOCIOECONÓMICOS
Familia vive en casa alquilada, de material noble con todos los servicios, recogida de basura 2 veces por semana, cría un perro, mantienen económicamente la casa: madre trabaja en el concejo en equipo de limpieza y esposo es chófer de combi*.

5. ANTECEDENTES FAMILIARES
Padre: 30 años, aparentemente sano
Madre: 21 años, aparentemente sana

---

* combi=regionaler Ausdruck für „autobús"

3. VORGESCHICHTE

Pränatal
- Mutter Schwangerschaften: 1; Aborte: 0; lebende Kinder: 1; verstorbene Kinder: 0; vaginale Geburten: 1; Kaiserschnitte: 0
- Vorsorgeuntersuchungen: über 5 Besuche in der Geburtshilfe des Gesundheitszentrums in Zamácola
- Erkrankungen der Mutter während der Schwangerschaft: keine

Geburt
- Normale termingerechte Entbindung unter geburtshilflicher Leitung im Gesundheitszentrum in Zamácola
- Geburtsgewicht: 3800 g; schrie bei Geburt

Postnatal
- 6 Monate ausschließliche Ernährung mit Muttermilch, Beginn des Abstillens mit Suppen, Kürbisbrei, Kartoffeln, Früchten, Äpfeln und Bananen
- Erste Schritte mit 12 Monaten
- Ohne Hilfe Sitzen mit etwa 7 Monaten
- Sprechen: 1 Jahr
- Jetzige Ernährung: 4–5 Mahlzeiten pro Tag, täglich Milch, Quaker (Haferflocken), Brot und Fleisch täglich, Gemüse täglich, Gemüseeintopf, Linsen und Erbsen 1–2 mal die Woche
- Denver-Entwicklungs-Test (DET) altersgemäß

Gesundheitsentwicklung
- Impfungen: vollständig
- Medikamentenallergie: nicht bekannt
- Bluttransfusionen: nicht bekannt
- Keine Kinderkrankheiten
- Infektionen der oberen Atemwege: 2–3/Jahr, die behandelt wurden
- Wässrige Durchfälle mit 1 Jahr und 2 Monaten, die antibiotisch behandelt wurden
- Kein früherer Krankenhausaufenthalt

4. SOZIALE SITUATION

Die Familie lebt in einem Mietshaus aus Zement mit kompletter sanitärer Anlage, Müllentsorgung zweimal pro Woche, hält einen Hund. Lebensunterhalt: Mutter arbeitet in einer Reinigungsfirma der Stadt und der Vater als Busfahrer.

5. FAMILIENANAMNESE

Vater: 30 Jahre, offenbar gesund
Mutter: 21 Jahre, offenbar gesund

7

Hermanos: ninguno
Antecedentes familiares: HTA (+), diabetes (-), TBC (-), cáncer (-)

HTA abuela materna

EXAMEN FÍSICO

1. *Aspecto General*	8. *Faringe*	14. *Rectal*
2. *Piel*	9. *Cuello*	15. *Columna vertebral*
3. *Cabeza*	10. *Tórax y aparato*	*y extremidades*
4. *Ojos*	*respiratorio*	16. *Linfáticos*
5. *Nariz*	11. *Cardiovascular*	17. *Neurológicos*
6. *Oídos*	12. *Abdomen*	18. *Impresión*
7. *Boca*	13. *Urogenitales*	*diagnóstica*

1. REG, BEH, BEN, en decúbito dorsal activo, biotipo normasómico, facies no característica

    Peso: 15 kg   FC: 120/min   T.Ax: 37,2 °C
    Talla: 95 cm.   FR: 43/min

2. Piel tibia, húmeda, turgor y elasticidad conservada, no signo del pliegue, no lesiones, TCSC en regular cantidad, uñas rosadas, llene capilar menos de 2 segundos, cabello negro corto bien implantado.

3. Normocéfalo, no lesiones en cuero cabelludo, no tumeraciones ni exostosis.

4. Ojos: conjuntivas palpebrales rosadas, escleras blancas, pupilas isocóricas y normorreactivas, córneas y cristalinos sin opacidades.

5. Fosas nasales con escasa secreción transparente, tabique central.

6. Pabellones auriculares implantados, CAE permeables.

7. Labios rosados, secos; mucosas orales húmedas, lengua central, móvil; piezas dentarias en regular estado de conservación e higiene, no caries dentales.

8. Orofaringe congestiva sin placas de pus.

9. Cuello central, cilíndrico, móvil, no adenomegalias, no tumeraciones, IY (-), RHY (-), tiroides sin nodulaciones.

10. Pulmones: amplexación y elasticidad conservados, espiración prolongada, MV disminuido en ACP, sibilantes espiratorios escasos en base izquierda, sonoridad conservada, no retracciones intercostales, no cianosis. Score SOB: 3.

11. Ruidos cardíacos rítmicos, no soplos ni ruidos agregados, pulsos simétricos, sincrónicos, regulares; no edemas.

12. Abdomen blando, depresible, móvil con la respiración, no tumeraciones, no visceromegalias, no doloroso a la palpación, RHA presentes.

Geschwister: keine

Familie vorbelastet: Bluthochdruck (+), Diabetes (−), TBC (−), Krebserkrankungen (−)

Bluthochdruck bei der Großmutter mütterlicherseits

KÖRPERLICHE UNTERSUCHUNG

1. *Allgemeiner Eindruck*
2. *Haut*
3. *Kopf*
4. *Augen*
5. *Nase*
6. *Ohren*
7. *Mund*
8. *Pharynx*
9. *Hals*
10. *Thorax und Respirationstrakt*
11. *Herz-Kreislauf*
12. *Abdomen*
13. *Urogenitaltrakt*
14. *Rektum*
15. *Wirbelsäule und Extremitäten*
16. *Lymphknoten*
17. *Neurologie*
18. *Diagnostischer Eindruck*

1. Regulärer Allgemeinzustand, guter Hydratations- und Ernährungsstatus, in Rückenlage aktiv, normaler Körperbau, keine pathognomonischen Gesichtszüge.
   Gewicht: 15 kg   Puls: 120/min   Temperatur (axillär): 37,2 °C
   Größe: 95 cm   Atemfrequenz: 43/min
2. Haut warm, feucht, Turgor und Elastizität erhalten, keine stehenden Hautfalten, keine Verletzungen, Unterhautfettgewebe normal, Nägel rosig, Kapillarfüllungszeit unter 2 s, kurze schwarze Haare, gut implantiert.
3. Normale Kopfform, keine Läsionen der Kopfhaut, weder tumorartige Veränderungen noch Exostosen.
4. Augen: Konjunktiven und Augenlid rosig, Skleren weiß, Pupillen isokor und normoreaktiv, Kornea und Glaskörper ohne Trübung.
5. Nasenöffnungen mit wenig klarem Sekret, Septum mittelständig.
6. Ohrmuscheln normal, äußerer Gehörgang durchgängig.
7. Lippen rosig und trocken, Mundschleimhaut feucht, Zunge zentral und beweglich, Zahnstatus: vollständig erhalten und gepflegt, keine Karies.
8. Mund-Rachen-Raum gereizt ohne Eiterplaques.
9. Hals mittig, zylindrisch, beweglich, keine Lymphknotenschwellung, keine tumorartigen Veränderungen, obere Einflussstauung (−), hepato-jugulärer Rückfluss (−), Schilddrüse ohne Knoten.
10. Lungen: Verschieblichkeit und Elastizität erhalten, verlängertes Exspirium, vesikuläres Atemgeräusch über beiden Lungen vermindert. Mäßiges exspiratorisches Pfeifen über der linken Lungenbasis, sonorer Klopfschall, keine Einziehungen zwischen den Rippen, keine Zyanose, SOB-Wert: 3.
11. Rhythmische Herztöne, weder anomale Herztöne noch Geräusche, Pulse beidseits synchron und regelrecht, keine Ödeme.
12. Abdomen weich, ohne Abwehrspannung, atembeweglich, keine tumorartigen Veränderungen, keine Organvergrößerungen, keine Schmerzhaftigkeit bei Palpation, Darmgeräusche vorhanden.

7

13. Genitales masculinos, testículos en bolsas escrotales, prepucio retráctil, no secreciones.
14. Región perianal sin evidencia de lesiones.
15. Extremidades simétricas, eutróficas, eutónicas, columna con curvaturas anatómicas conservadas,
    Dandy (-), rangos de movimiento conservados.
16. No adenomegalias, no hepatosplenomegalia.
17. Despierto, activo, irritable, Glasgow (15), movilidad y sensibilidad conservadas, ROT presentes normales, no signos meníngeos ni de focalización.
18. Impresión diagnóstica: BRONCONEUMONÍA   SOB: leve

EXÁMENES AUXILIARES
Hemoglobina: 14,2 gr.%
Hemograma:
- leucocitos: 5600/mm³
- neutrófilos: 36%
- abastonados: 1%
- segmentados: 35%
- linfocitos: 64%

Rx Standard de Tórax:
Se observan nueve espacios intercostales, zona parahiliar izquierdo con trama aumentada y opacidad moderada, infiltrado basal en HT derecho e izquierdo, tenue velamiento basal externo de HT izquierdo.

7

13. Maskulines Genitale, Hoden deszendiert, Vorhaut verschieblich, keine Sekretionen.
14. Analregion ohne Anzeichen von Läsionen.
15. Extremitäten symmetrisch, ohne trophische Störungen, normaler Tonus, Wirbelsäule regelrecht geformt, Dandy (-), Gelenke frei beweglich.
16. Keine Lymphknotenschwellung, keine Hepatosplenomegalie.
17. Wach, aktiv, weinerlich, Glasgow (15), Beweglichkeit und Sensibilität erhalten, Reflexe normal, weder Meningismuszeichen noch fokale Ausfälle.
18. Vorläufige Diagnose: BRONCHOPNEUMONIE   SOB: leicht

WEITERE DIAGNOSTIK
Hämoglobin: 14,2 mg/dl
Blutbild:

- Leukozyten: 5600/µl
- Neutrophile: 36 %
- Retikulozyten: 1 %
- Segmentkernige: 35 %
- Lymphozyten: 64 %

Standard-Röntgenthorax:
Man erkennt 9 Interkostalräume, der linke hilusnahe Bereich zeigt eine vermehrte Zeichnung und eine mäßige Verschattung, Infiltration linke und rechte Thoraxseite, basal; schmale Verschleierung außen basal, Hemithorax links.

7

7.3 Caso 3

HISTORIA CLÍNICA

Paciente de 58 años, con molestias precordiales, que fue remitido a la clínica con sospecha de infarto de miocardio.

Hallándose previamente bien cuando esta mañana (aproximadamente 4–5 horas antes del ingreso) le ha aparecido súbitamente un intenso dolor en la parte central del pecho y en el epigastrio, que se irradiaba al brazo izquierdo. Estos síntomas eran acompañados de sudoración profusa. Antes, cuando se esforzaba físicamente, sintió a veces acidez de estómago y sensación de presión en el abdomen. El dolor empeoraba continuadamente, pero ni de tipo cólico ni tenía ninguna relación con la respiración. El médico de cabecera le ha dado un spray en la lengua pero no ha mejorado.

Antecedentes: Fumador de 1–2 cajetillas de tabaco al día. No refería historia familiar ni personal de diabetes, hipertensión arterial, enfermedad renal o gota. No bebía alcohol. Su padre falleció a los 63 años de infarto de miocardio.

Desde hace unos 10 años fue al hospital por causa de molestias de corazón. Fuera de un cálculo biliar asíntomatico no se constató nada.

EXPLORACIÓN FÍSICA

Enfermo en BEN y en estado general algo reducido, piel tibia, pálida, seca, mucosas bien regadas, no ictericia, no disnea, no cianosis. Cabeza y cuello normales, exploración pulmonar y cardíaca con resultados normales. Frecuencia: 55 lat./min; rítmica, TA: 120 por 100 mmHg.

Pared abdominal blanda y depresible, no ascitis, no cicatrices. No se palpa hepatomegalia ni ninguna masa. Abdomen ligeramente doloroso en el epigastrio y en el hipocondrio derecho. Fosas renales libres, columna vertebral normal, extremidades movibles. Pulso carotídeo y de las cuatro extremidades intenso y simétrico. Exploración neurológica primaria normal.

EXPLORACIONES COMPLEMENTARIAS

Radiografía de tórax normal. El electrocardiograma mostraba ritmo regular de frecuencia: 52 lat./min, P negativo en II, III y aVF, ST-T elevado con R reducido en II, III y aVF.

La analítica mostraba: VSG: 23 mm a la 1.ª hora, Hb: 14,2 g %, Hto: 42 %, leucocitos : 7.000, Troponina T 1,4 µg/l, CK: 24 UI/l, CKMB: 4 UI/l, SGOT: 6 UI/l, SGPT: 11 UI/l, SGGT: 18 UI/l, glucosa: 96 mg/dl, creati-

7.3 Fall 3

Krankengeschichte

Ein 58-jähriger Patient mit Herzbeschwerden wird wegen Verdachts auf Myokardinfarkt in die Klinik überwiesen.

Aus voller Gesundheit heraus seien am Morgen (etwa 4–5 Stunden vor der Aufnahme) plötzlich starke Schmerzen im Brust- und Oberbauchbereich aufgetreten mit Ausstrahlung in den linken Arm. Diese Symptomatik wäre begleitet gewesen von einem Schweißausbruch. Zu Sodbrennen und Druckgefühl im Magen sei es – unter körperlicher Belastung – schon früher gekommen. Die Schmerzen hätten kontinuierlich zugenommen, seien aber weder kolikartig noch atemabhängig. Der Hausarzt habe ihm ein Spray unter die Zunge gespritzt, das aber nicht geholfen habe.

Vorgeschichte: Raucher (1–2 Päckchen am Tag). In der Familienanamnese kein Diabetes, kein arterieller Bluthochdruck, keine Nierenerkrankungen oder Gicht. Trinkt keinen Alkohol. Sein Vater verstarb im Alter von 63 Jahren an einem Herzinfarkt.

Vor ca. 10 Jahren bereits einmaliger Krankenhausaufenthalt wegen Herzbeschwerden. Abgesehen von einem Gallenstein sei aber nichts festgestellt worden.

Körperliche Untersuchung

Patient in gutem Ernährungszustand und leicht reduziertem Allgemeinzustand, Haut warm, blass, trocken, Schleimhäute gut durchblutet, kein Ikterus, keine Dyspnoe, keine Zyanose. Kopf und Hals unauffällig, Herz und Lungen o.B., Puls: 55/min, rhythmisch; RR 120/100. Bauchdecke weich und eindrückbar, kein Aszites, keine Narben. Keine Hepatomegalie, keine Resistenzen tastbar. Abdomen im Bereich des Epigastriums und des rechten Oberbauches leicht schmerzhaft; Nierenlager frei. Wirbelsäule o.B., Extremitäten frei beweglich. Karotis-Puls und periphere Pulse aller Extremitäten seitengleich tastbar. Orientierende neurologische Untersuchung o.B.

Technische Untersuchungen

Röntgen-Thorax o.B., EKG: regelmäßiger Sinusrhythmus bei einer Frequenz von 52/min. P negativ in II, III und aVF, ST-Strecken-Erhöhung mit R-Reduktion in II, III und aVF.

Labor: BSG 23 mm in der 1. Stunde n.W., Hb 14,2 g%, Hämatokrit 42%, Leukos 7000, Troponin T 1,4 µg/l, CK 24 U/l, CKMB 4 U/l, GOT 6 U/l, GPT 11 U/l, GGT 18 U/l, BZ 96 mg/dl, Kreatinin: 1,0 mg/dl, Gesamtcho-

nina: 1,0 mg/dl, colesterol: 180 mg/dl, LAD 69 mg/dl. El resto sin datos de interés.

Ultrasonido de la parte superior del abdomen y ecocardiografía sin resultados patológicos.

DIAGNOSIS

El resultado del ECG junto con la elevación de Troponina T y mioglobina inducen a diagnosticar un infarto de miocardio inferior/posterior.

7

lesterin 180 mg/dl, HDL 69 mg/dl. Die übrigen Laborwerte im Norm-
bereich.
Abdomen-Sonographie und Echokardiographie ohne pathologische
Befunde.

Diagnose

Der EKG-Befund zusammen mit der Erhöhung des Troponin T und
des Myoglobins sprechen für die Diagnose eines Hinterwandinfark-
tes.

7

7.4 Caso 4

Sra. María González, fecha de nacimiento: 80/03/25
Mujer de 26 años, gesta 2, para 2, con parto vaginal espontáneo el
15. 02. 2006 a las 12:46 horas en la semana 38 1/7 de embarazo.

Diagnósticos anteriores:
- Preeclampsia leve
- Portadora de estreptococos B
- Parto vaginal espontáneo en 2004 en la semana 39 2/7 de emba-
  razo (niña, 3360 g, desgarre perineal 2. grado)
- Apendicectomía laparoscópica 1999
- Grupo sanguíneo: A rhesus positivo

Particularidades del embarazo:
Prueba del primer trimestre normal, colpitis en la semana 16 de embarazo. Embarazo sin problemas hasta el descubrimiento de una presión arterial elevada (155/90 mmHg) en un control de rutina. El inter-
rogatorio revela dolores de cabeza desde hace 3 días, no desaparecen
con paracetamol 1 g, 4 veces al día.

Síntomas y diagnóstico clínico:
Tensión arterial 155/90 mmHg, pulso 65/min, afebril, discretos ede-
mas de los miembros inferiores y de las manos, dolores de cabeza, no
problemas oftalmologicos abdomen blando e indoloro, reflejos no
aumentados, no extendidos.
Examen de laboratorio:
Proteinuria
Fórmula sanguínea normal
Examen de preeclampsia normal
CTG (Cardiotocografía) de ingreso:
Normocardia, reactivo. No contracciones.
Ultrasonografía:
Presentación cefálica, dorso a derecha, placenta en el fundo uterino,
líquido amniótico en cantidad normal, peso estimado 3150 g.
Examen vaginal:
Cuello de la matriz: no maduro
A causa de los hallazgos mencionados y a petición de la paciente se
indica una inducción/provocación del parto.
Informe del parto:
Provocación el 14. 02. 2006 a las 23 horas con misoprostol 25 µg por vía
vaginal. A causa de cuello de la matriz immaduro y de ausencia de con-
tracciones, se repite con misoprostol 25 µg por vía vaginal el 15. 02. 2006

7.4 Fall 4 (Geburtsbericht)

Frau Gonzalez, Maria, geb. 25.3.1980
26-jährige 2-Gravida, 2-Para mit Spontangeburt am 15. 2. 2006 um 12.46 Uhr in der 38 1/7 Schwangerschaftswoche.

Diagnosen:
- Leichte Präeklampie
- Streptokokken B-Trägerin
- St.n. Spontangeburt 2004 in der 39 2/7 Schwangerschaftswoche (Mädchen, 3360 g, Dammriss 2. Grades)
- Laparoskopische Appendektomie 1999
- Blutgruppe: A Rhesus positiv

Besonderheiten während der Schwangerschaft:
Unauffälliger Ersttrimestertest, Soorkolpitis in der 16. SSW, problemloser Schwangerschaftsverlauf, bis in der Routinekontrolle ein erhöhter Blutdruck auffiel (155/90 mmHg). Auf Nachfragen gab die Patientin auch Kopfschmerzen seit drei Tagen an, welche trotz einer Behandlung mit Paracetamol 1 g 4 x 1/Tag nicht verschwanden.

Klinische Befunde und Symptome:
Blutdruck 155/90 mmHg, Puls 65/min, afebril, leichte Ödeme an Unterschenkeln und Händen, Kopfschmerzen, keine Augenprobleme, keine Oberbauchschmerzen, Reflexe nicht gesteigert, nicht verbreitert.
Labor: Proteinurie, Hb/Erythro-, Leuko- und Thrombozyten im Normbereich, Präklampsielabor in der Norm.
Eintritts-CTG: Normokard, reaktiv. Keine Wehentätigkeit.
Ultraschall: II. Schädellage, Plazenta Fundus, Fruchtwassermenge normal, geschätztes Gewicht 3150 g.
Vaginalbefund: unreif.
Wegen der erhobenen Befunde und auf Wunsch der Patientin wurde die Indikation zur Einleitung der Geburt gestellt.

7

Geburtsbericht:
Geburtseinleitung am Abend des 14. 2. 2006 um 23 Uhr mit Misoprostol 25 µg vaginal. Bei noch unreifem Muttermundsbefund und fehlender Wehentätigkeit 2. Dosis Misoprostol 25 µg vaginal am 15. 2. 2006 um 3 Uhr.

a las 3 horas de la mañana. Empiezan entonces las contracciones. Protección con antibióticos por cultivo positivo de estreptococos B. Período de dilatación normal. Período expulsivo normal. Perineo intacto. Evacuación normal de la placenta. Pérdida de sangre aprox. 300 ml.

Niño:
Nombre: Juan Carlos
Sexo: masculino
Peso: 3250 g
Largo: 49 cm
APGAR: 8/9/9
pH arterial: 7,26
pH venoso: 7,41
Grupo sanguíneo: A rhesus positivo, Coombs negativo
Particularidades:
una vuelta de cordón umbilical alrededor del cuello.

Puerperio:
Sin complicaciones, sin fiebre. Buena involución del útero. Loquia rubra. Pechos blandos. Nutrición: solo leche materna.
Hemoglobina a la salida: 110 g/l
Vacuna antirubeola: no
Anti-D: no
Medicamentos: ninguno
Anticonceptivos: preservativos
Procedere: control en 6 semanas con el Dr. García
Pediatra: Dr. Ranzo

Daraufhin Einsetzen der Wehentätigkeit. Antibiotische Abschirmung bei positivem Streptokokken B-Befund. Unauffällige Eröffnungsperiode. Problemlose Austreibungsperiode über Damm intakt. Unauffällige Plazentarperiode. Blutverlust ca. 300 ml.

Kind:
Name: Juan Carlos
Geschlecht: männlich
Gewicht: 3250 g
Länge: 49 cm
APGAR: 8/9/9
pH art: 7,26
pH ven: 7,41
Blutgruppe: A Rhesus positiv, Coombs negativ
Besonderheiten: Nabelschnur einmal um den Hals.

Wochenbettverlauf:
Komplikationslos und afebril. Gute Uterusinvolution, Lochia rubra. Brüste weich, Mutter stillt voll.
Hb bei Entlassung: 110 g/l
Rötelnimpfung: nein
Anti D: nein
Medikamente: keine
Antikonzeption: Kondome
Procedere: Kontrolle in 6 Wochen bei Dr. García
Kinderarzt: Dr. Ranzo

7

8 Im Krankenhaus

8 En el hospital

8.1 Medizinische Instrumente und Geräte

8.1 Instrumental médico y aparatos

Ärztliche Ausrüstung

El equipamiento/ instrumental médico

Arztkittel	la bata
Namensschild	la placa de identificación
Piepser	el busca/el piepser
Kitteltasche	el bolsillo (de la bata)
Stethoskop	el estetoscopio/el fonendoscopio
Kinderstethoskop	el estetoscopio pediátrico
geburtshilfliches (Holz-) Stethoskop	el pinar
Reflexhammer	el martillo de reflejos
Stimmgabel	el diapasón
Maßband	el centimétrico/la cinta métrica
Spatel	la espátula/el bajalenguas/ el depresor de lengua
Penlight/Leuchtkugelschreiber	la linterna/el bolígrafo-linterna
Blutdruckmanschette	el tensiómetro/el manguito de presión arterial
Stauschlauch	la ligadura
Desinfektionsflasche	la botella de desinfectante
Spritze	la jeringa/la inyección
Augenspiegel	el oftalmoscopio
Ohrenspiegel	el otoscopio
Multifunktions-Spiegel (Augen- und Ohrenspiegel, Laryngoskop)	el pantoscopio (el otoscopio, el oftalmoscopio, el laringoscopio)
Stirnreflektor	el reflector para la frente/el espéculo
Lupe	la lupa
Etui	el estuche
Notizbuch	el libro/el cuaderno de notas

8

Schreibmaterial	los utensilios de escritura
Kugelschreiber	el bolígrafo/el lapicero
Correction pen	el corrector/el liquid
Markierstift	el marcador
Taschenrechner	la calculadora

Im OP

En la sala de operación

OP-Termin festlegen	programar (una operación)
Einwilligung	el consentimiento
OP-Risiko	el riesgo de la operación
OP-Tisch	la mesa de operación
OP-Tücher	los campos/las sábanas de operación
Instrumententisch	la mesa de instrumentos
Instrumenten-Set	el equipo instrumental
OP-Lampe	la lámpara de operación/la lámpara cialítica/la luz*
OP-Kleidung	el uniforme de cirugía†
– Haube	– el gorro
– Maske	– la mascarilla
– Hemd	– la camisa (la chaqueta), la filipina
– Hose	– el pantalón
– Schuhe (Klocks)	– los zapatos (los zuecos/los chanclos/las chanclas)
– Überschuhe (aus Stoff, aus Plastik)	– las botas (de tela, de plástico)
Handschuh	el guante
steriler Handschuh	el guante estéril
Skalpell	el bisturí
– Griff	el mango (de bisturí)
– Klinge	la hoja/la cuchilla (de bisturí)

8

---

* luz = Licht; ugs. für Op-Lampe
† Neben der offiziellen Bezeichnung existieren viele regional unterschiedliche Ausdrücke; z. B. „la ropa verde" (Perú) wegen der Farbe oder „el pijama" (Madrid) aufgrund der Form.

Klemme	la pinza
Pinzette	la pinza (de disección)
– mit Zahn	– con dientes
– ohne Zahn	– sin dientes
Greifzange	la pinza portaobjetos
Schere	las tijeras
Haken	el separador
Nadelhalter	el portaagujas
Nadel	la aguja
Faden	el hilo (la sutura de seda/ catgut)
Surgical stapler	la auto-sutura
Sonde	la sonda
Tupfer	la gasa/la(s) torunda(s)
Kompresse	el apósito
Schwamm	la esponja (p.e. Spunch©)
Infusion	la infusión
i. v.-Zugang/„Braunüle/„Venflou"	los catéteres intravasculares/ "Venocath"
Butterfly	la alita
i. v.-Besteck	la venoclisis
Aqua dest. + NaCl-Lsg.	el suero
Einmalspritze	la jeringa no retornable
Narkose	la anestesia
– Inhalationsnarkose	– por inhalación
– Spinalanästhesie	– espinal
– Lokalanästhesie	– local
– Vollnarkose	– general
Wirkt die Betäubung schon?	¿Está ya adormecido?
Anästhesie-Geräte	el instrumental de anestesia
Sauerstoffflasche	el balón/la botella de oxígeno
Pulsoxymeter	el pulsioxímetro/el oxímetro
Sauerstoffmaske	la máscara de anestesia
Beatmungsbeutel	la bolsa/el ambú/el ventilador (manual, mecánico)
Defibrillator	el reanimador/el desfibrilador
Absauger	el aspirador

8

Knochenmeißel	el cincel/el escoplo
Geburtszange	el fórceps
Hebe-/Haltevorrichtung	el pie del gotero/–del suero/ el soporte
Bänkchen	el banquito
Schüssel/Abfalleimer	el balde/el cubo de basura
Jodlösung	la solución de yodo (el isodine®)
Verbandsmaterial/Mull	la venda

Was man verstehen sollte, wenn man Haken hält…

Achtung!	¡Atención!/¡Ojo!
halten	sujetar (allgemein)/jalar (Perú)
Halt fest! (im OP)	¡Agarra!/¡Sujeta!/¡Jala!
wegwerfen	tirar (allgemein)/botar (Perú)
festbinden	amarrar/atar

Geräte	**Aparatos**
Röntgengerät	el aparato de rayos X
Bleischürze	la envoltura de plomo
EKG-Gerät	la máquina de ECG
Elektroden	los electrodos
Kabel	el cable
EKG-Lineal	la regla de ECG
Druckerpapier	el papel de impresión
Sonographie	la ecografía/la sonografía
Sonographiegerät	el aparato/la máquina de eco-grafía
Schallkopf	el receptor acústico
Gel	el gel
Farbdoppler	la ecografía Doppler/el sistema de ecografía en color
Bildschirm	el monitor/la pantalla
Schallschatten	la sombra/el refuerzo
FAQ's (frequently asked questions)	preguntas frecuentes
Wo ist …?	¿Dónde está…?
Wie funktioniert…?	¿Cómo funciona …?
kaputt	malogrado, -a/roto, -a

8

8.2 Krankenhaus

8.2 El hospital

Pforte	la portería
Telefonzentrale	la central telefónica/ la centralita
Stockwerk	el piso/la planta
Treppen(haus)	(la caja de) la(s) escalera(s)
Fahrstuhl (Liftboy)	el ascensor (el ascensorista)
Direktion	la jefatura/la dirección
Sekretariat	la secretaría
Öffentlichkeitsarbeit	las relaciones públicas
Verwaltung	la administración
Dekanat	el decanato
Medizinische Fakultät	la faculdad de medicina
Station/Abteilung	la estación
Sprechstunde	el consultorio
Notaufnahme	la emergencia
Untersuchungszimmer	la sala de exploración
Behandlungsraum	el tópico/la sala de tratamientos
OP (Operationssaal)	la sala de operación
Aufwachraum	la sala de recuperación
Kasse	la caja (registradora)
Labor	el laboratorio
Apotheke	la farmacia
Hörsaal/Versammlungsraum	el auditorio
Kapelle	la capilla
Speiseraum/Kantine/Mensa	el comedor/la cantina/ el comedor universitario
Cafeteria	la cafetería
Schlafraum	el dormitorio
Wäscherei	la lavandería

8.3 Untersuchungszimmer

8.3 Sala de exploración

Liege	la camilla
Schreibtisch	el escritorio
Schublade	el cajón

Stuhl	la silla
Hocker	el banco
Kommode	la cómoda
(Medikamenten)schrank	el armario (de los medicamentos)/la vitrina
Hausapotheke	el botiquín
Waage (Tischwaage, Personenwaage)	la balanza (–de mesa, –de pie)/la báscula
Röntgenschirm	el negatoscopio/la pantalla radioscópica
Nierenschale	la riñonera
Fieberthermometer	el termómetro
Klebestreifen/Leukosilk	el esparadrapo
Mülleimer	el cubo de la basura
Waschbecken	el lavabo
Seife	el jabón
Handtuch	la toalla
Spind	el casillero
Vorhängeschloss	el candado

8.4 Patientenzimmer

8.4 Habitación del paciente

8

Einzelzimmer	la habitación individual
Doppelzimmer	la habitación doble
Gemeinschaftssaal	la sala común
Gang/Flur	el pasillo
Bett	la cama
Matratze	el colchón
Kopfteil	la cabecera (de la cama)
Galgen	el agarrador
Klingel/Alarmknopf	el botón de emergencias/de alarma
Kopfkissen	el cojín
Bettdecke	la manta
Bettlaken	la sábana

Bettpfanne	la chata/la cuña
Urinflasche	el orinal
Infusionsgerät/Perfusor	el transfundador
(Infusionsgeräte-)Ständer	el soporte (para los dipositivos de infusión)
Licht	la luz
Lichtschalter	el interruptor
Nachttisch	la mesita de noche
Fernsehanlage (Fernbedienung)	el televisor (el mando a distancia)
Rollstuhl	la silla de ruedas
Gehhilfe	el andador
Essen	la comida
Frühstück	el desayuno
Mittagessen	el almuerzo/la comida
Abendessen	la cena
„Nahrungskarenz – wird operiert"	"Ayunas se opera"
Teller	el plato
Glas	el vaso
Schnabeltasse	la taza de pico/el sorbete
Besteck	el cubierto
Gabel	el tenedor
Messer	el cuchillo
Löffel	la cuchara
Essenstablett	la bandeja
Medikamentenschachtel	la caja de medicamentos
Flasche	la botella
Babyflasche	el biberón
Kleider	la ropa
Nachthemd	el camisón/la camisa de dormir
Unterwäsche	la ropa interior
Bad	el cuarto de baño
Waschraum	el lavabo
Dusche	la ducha
Wasserhahn	el grifo

8

Spiegel	el espejo
Toilettenpapier	el papel higiénico
Zahnbürste	el cepillo de dientes
Zahncreme	el dentífrico/la pasta de dientes
Kamm	el peine
Waschlappen	la manopla para bañarse

8

8.5 Chirurgische Instrumente/
Instrumentos quirúrgicos

Gewebsdurchtrennende Instrumente

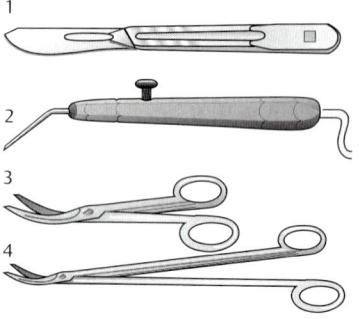

1) el bisturí/el escalpelo
    (Skalpell)

2) el coagulador eléctrico
    (Diathermiemesser)

3) la tijera de Cooper
    (Cooper-Schere)

4) la tijera de preparación
    (Präparierschere)

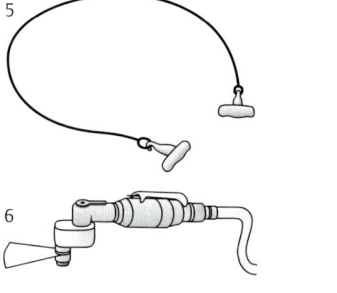

5) la sierra (Gigli-Säge)

6) la sierra eléctrica quirúrgica
    (oszillierende Säge)

Abbildungen der chirurgischen Instrumente des Kapitels 8.5 aus: Schumpelick
V., Bleese N. M., Mommsen, U.: Chirurgie. 5. Aufl. Stuttgart: Enke 2000.

Gewebsvereinigende Instrumente

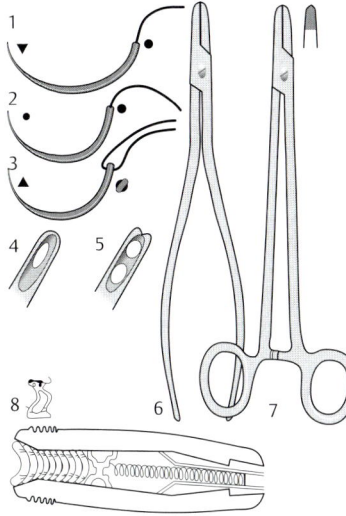

▲ ● ◢ Querschnitte der Nadeln

1) la aguja curva de punta triangular (atraumatische, scharfe 1/3-Rundnadel)
2) la aguja curva de punta redonda (atraumatische Halbrundnadel)
3) la aguja curva de punta con ojo simple (schneidende Halbrundnadel mit Öhr)
4) (el) ojo simple (Einfädelöhr)
5) (el) ojo doble (Patentnadelöhr)
6) el portaagujas abierto (offener Nadelhalter)
7) el portaagujas de cierre (geschlossener Nadelhalter)
8) la grapadora manual (Einmal-Klammergerät)

8

Fassende Instrumente

1) la tijera de Kocher (Kocher-Klemme)
2) la tijera plana (Péan-Klemme)
3) la tijera mosquito (Moskito-Klemme)
4) la pinza diente de ratón (Chirurgische Pinzette)
5) la pinza quirúrgica o de disección (Anatomische Pinzette)
6) la tijera de Duval (Duval-Klemme)
7) la tijera de Satinsky (Satinsky-Klemme)

8

8.6 Chirurgische Schnitte (Incisiones)

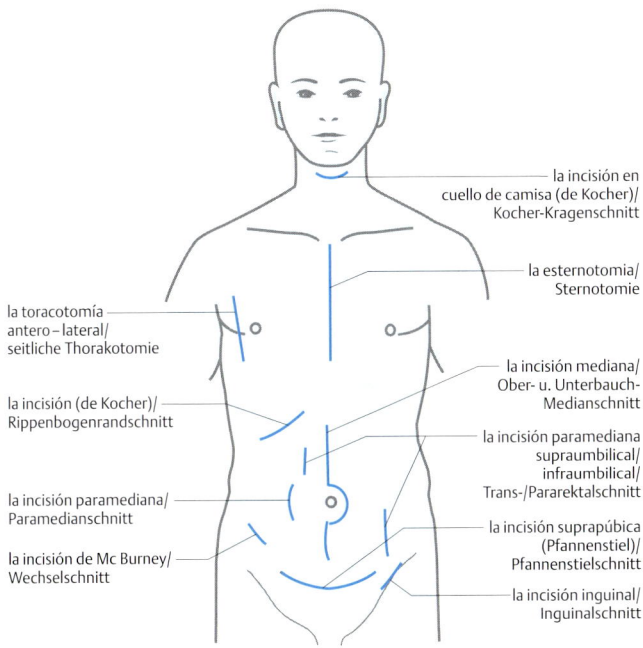

la incisión en
cuello de camisa (de Kocher)/
Kocher-Kragenschnitt

la esternotomia/
Sternotomie

la toracotomía
antero – lateral/
seitliche Thorakotomie

la incisión (de Kocher)/
Rippenbogenrandschnitt

la incisión mediana/
Ober- u. Unterbauch-
Medianschnitt

la incisión paramediana
supraumbilical/
infraumbilical/
Trans-/Pararektalschnitt

la incisión paramediana/
Paramedianschnitt

la incisión de Mc Burney/
Wechselschnitt

la incisión suprapúbica
(Pfannenstiel)/
Pfannenstielschnitt

la incisión inguinal/
Inguinalschnitt

8

9 Abreviaturas

9 Abkürzungen

A

a.a.	= de cada una	=	jeweils eine
a.c.	= antes de las comidas	=	vor den Mahlzeiten
Ac	= anticuerpo	=	Ak (Antikörper)
AC	= auscultación cardial	=	Herzauskultation
ACO	= anticoncepción oral	=	orale Antikonzeption
	también:		*auch:*
	= anticoagulación oral	=	orale Antikoagulation
ACP	= ambos campos pulmonares	=	beide Lungenseiten
	también:		*auch:*
	= auscultación cardiopulmonar	=	Herz-Lungen-Auskultation
ADH	= hormona antidiurética	=	ADH (antidiuretisches Hormon)
Ads.	= adultos	=	Erwachsene
ADVP	= adicto a drogas por vía parenteral	=	i. v.- drogenabhängig
Aero.	= aerosol	=	Aerosol
Ag	= antígeno	=	Ag (Antigen)
AGE	= ácidos grasos esenciales	=	essenzielle Fettsäuren
AGO	= antecedentes gineco-obstétricos	=	gynäkologisch-geburtshilfliche Vorgeschichte
AINE	= antiinflamatorios no esteroides	=	NSAP (nicht-steroidale Antiphlogistika)
ALT = GPT	= transaminasa glutámico-piruvato	=	GPT (Glutamat-Pyruvat-Transaminase)
Amp.	= ampolla	=	Ampulle
ANA	= anticuerpos antinucleares	=	ANA (Antinukleäre Antikörper)
AP	= anteroposterior	=	a.p. (anterior-posterior)
	también: antecedentes personales		*auch:* Vorgeschichte in der Anamnese
	también: auscultación pulmonar		*auch:* Lungenauskultation
	también: anatomía patológica		*auch:* pathologische Anatomie
Aplic.	= aplicación	=	Applikation
aprox.	= aproximadamente	=	ungefähr

9

ASLO	= anticuerpos anti-estreptolisina	=	Antikörper gegen Streptolysin
ASO	= arteriosclerosis obliterante	=	AVK (Arterielle Verschluss-krankheit)
AST = GOT	= transaminasa glutamico oxaloacética) *también:* sensación alta térmica	=	GOT (Glutamat-Oxalacetat-Trans-aminase) *auch:* erhöhte Temperatur
AU	= altura uterina	=	Fundusstand des Uterus
AV nodo	= auriculoventricular (AV)	=	AV-Knoten
AV válvula		=	AV-Klappe

B

b.i.d.	= cada 12 horas	=	alle 12 Stunden
b/d	= blando depresible	=	weich eindrückbar/ohne Abwehr-spannung
BCG	= Bacilo Calmette-Guérin = vacuna anti-tuberculosa)	=	BCG (Bacille-Calmette-Guérin = Tuberkulose-Impfstoff)
Beb.	= bebible	=	trinkbar
BEG	= buen estado general	=	guter Allgemeinzustand (AZ)
BEH	= buen estado de hidrata-ción	=	guter Hydratationszustand
BEN	= buen estado de nutrición	=	guter Ernährungszustand (EZ)
BH	= biometría hemática	=	Blutuntersuchung
BHNP	= bien hidratado nutrido y perfundido	=	guter Hydratations-, Ernährungs- und Durchblutungszustand
BOC	= bronquitis obstructiva crónica	=	chronisch obstruktive Bronchitis (COPD/COLD)
BQ	= bioquímica	=	Biochemie
brc	= bajo reborde costal	=	unterhalb des Rippenbogens
BRD	= bloqueo rama derecha	=	Rechtsschenkel-Block
BRI	= bloqueo rama izquierda	=	Linksschenkel-Block
BUN = NUS	= nitrógeno de la urea sanguínea	=	Blut-Harnstoff-Stickstoff

9

C

C/F	= con férula	=	mit Schiene
CAE	= conducto auditivo externo	=	äußerer Gehörgang

Cáp.	= cápsula	=	Kapsel
Cáps.	= cápsulas	=	Kapseln
cc	= centímetros cúbicos	=	Kubikzentimeter
CCS	= cuenta completa de sangre	=	großes Blutbild
cdts.	= por día	=	/d (per dia/täglich)
CF	= crisis febril	=	Fieber-Krisis
CFV	= control funciones vitales	=	Kontrolle der Vitalfunktionen
CHCM	= concentración hemoglobina corpuscular media	=	MCHC (mittlere Hämoglobinkonzentration des Einzelerythrozyten)
CHM	= complejo de histocompatibilidad mayor	=	MHC (Haupthistokompatibilitätskomplex)
CI	= cociente de inteligencia	=	IQ (Intelligenzquotient)
CiA	= comunicación interauricular	=	ASD (Vorhofseptumdefekt)
CiD = DIC	= coagulación intravascular diseminada	=	DIC (disseminierte intravasale Gerinnung)
CIE	= clasificación internacional de enfermedades	=	ICD (International Classification of Diseases)
CIR	= crecimiento intrauterino retardado	=	retardiertes intrauterines Wachstum
CiV	= comunicación interventricular	=	VSD (Ventrikelseptumdefekt)
CMP	= concentración máxima permisible	=	Maximaldosis
CMV	= citomegalovirus	=	CMV (Cytomegalievirus)
Comp.	= comprimido	=	Tablette
CP	= contraindicación principal	=	Kontraindikation (KI)
CPK	= la creatinfosfocinasa	=	CK (Kreatininkinase)
CPS	= ciclos por segundo	=	Hertz
CR	= cociente respiratorio	=	Respirationsquotient
Cr	= creatinina	=	Kreatinin
CRP	= la proteína c reactiva	=	CRP (C-reaktives Protein)
CTCH	= capacidad total de captación del hierro	=	Eisenbindungskapazität
Cuch.	= cucharada de 10 ml	=	Teelöffel
Cuchta.	= cucharadita de 5 ml	=	kleiner Teelöffel

9

D

DAP	= ductus arterial permeable	=	PDA (persistierender Ductus arteriosus)
DAR	= dolor abdominal recurrente	=	intermittierender Abdominalschmerz
d.c.	= después de las comidas	=	nach den Mahlzeiten
d/c	= descarta	=	V.a. (Verdacht auf)
DC	= dilatación cervical	=	Öffnung des Muttermundes
DHL = LDH	= lactatodeshidrogenasa	=	LDH (Laktatdehydrogenase)
DIC = CiD	= coagulación intravascular diseminada	=	DIC (disseminierte intravasale Gerinnung)
DIU	= dispositivo intrauterino	=	Intrauterinpessar (Spirale)
DMID	= diabetes mellitus insulinodependiente	=	IDDM (insulinabhängiger Diabetes mellitus)
DMNID	= diabetes mellitus no insulinodependiente	=	NIDDM (insulinunabhängiger Diabetes mellitus)
DMT	= dextrinomaltosa	=	Alpha-Dextrine
DPCA	= diálisis peritoneal continua ambulatoria	=	ambulant fortgesetzte Peritonealdialyse
Dx	= diagnóstico	=	Diagnose

E

EBV	= virus de Epstein Barr	=	EBV (Epstein-Barr-Virus)
ECA	= enzima conversora de angiotensina	=	ACE (Angiotensin Converting Enzyme)
ECG = EcaG	= electrocardiograma	=	EKG (Elektrokardiogramm)
EDA	= enfermedad diarreica aguda	=	akute Durchfallerkrankung
EE	= embarazo ectópico	=	ektopische Schwangerschaft
EEG	= electroencefalograma	=	EEG (Elektroenzephalogramm)
EF	= exploración física	=	körperliche Untersuchung
Eferv.	= efervescente	=	in Brauseform
EG	= edad gestacional	=	Gestationsalter
EGO	= examen general de orina	=	Urinstatus
EMG	= electromiograma	=	EMG (Elektromyogramm)
EMP	= estenosis hipertrófico piloro	=	Pylorus-Hypertrophie

9

Enf.	=	enfermedad	=	Krankheit
Env.	=	envase	=	Schachtel/(Ver)packung
EPOC	=	enfermedad pulmonar obstrucción crónica	=	COLD (chronisch obstruktive Lungenerkrankung)
ETS	=	enfermedades de transmisión sexual	=	sexuell übertragbare Krankheiten (STD)

F

F.B.	=	funciones biológicas	=	Vitalparameter
FA	=	fibrilación auricular	=	Vorhofflimmern
FC	=	frecuencia cardíaca	=	Herzfrequenz
FCF	=	frecuencia cardíaca fetal	=	fetale Herzfrequenz
FEPR = FPR	=	flujo efectivo plasmático renal	=	renaler Plasmafluss
FF	=	la frotis faríngea	=	Rachenabstrich
FFA	=	faringoamigdalitis aguda	=	akute Tonsillopharyngitis (Angina)
FFCC	=	funciones corticales	=	Hirnrindenfunktion
FID	=	fosa ilíaca derecha	=	rechte Fossa iliaca
FII	=	fosa ilíaca izquierda	=	linke Fossa iliaca
FIO_2	=	fracción inspirada de oxígeno	=	FIO_2 (O_2-Anteil im inspiratorischen Narkosegas)
FPP	=	fecha probable del parto	=	vorraussichtlicher Geburtstermin
FPR = FEPR	=	flujo efectivo plasmático renal	=	renaler Plasmafluss
FR	=	frecuencia respiratoria	=	Atemfrequenz
FRA	=	fracaso renal agudo	=	akutes Nierenversagen
FUM	=	fecha de la última menstruación	=	Datum der letzten Menstruation
FUR	=	fecha de la última regla	=	Datum der letzten Menstruation
FV	=	funciones vitales	=	Vitalfunktionen
Fx	=	fractura	=	Fraktur

9

G

G5%	=	suero glucosado al 5%	=	5%ige Glukoselösung
GAP	=	gestaciones, abortos, partos	=	Schwangerschaften, Aborte, Geburten
GEA	=	gastroenteritis aguda	=	akute Gastroenteritis

GH	=	hormona del creci-miento	=	GH (Growth hormone = Wachstumshormon)
GOT = AST	=	transaminasa glutamico oxaloacética	=	GOT (Glutamat-Oxalacetat-Transaminase)
GPT = ALT	=	transaminasa glutámico-piruvato	=	GPT (Glutamat-Pyruvat-Transaminase)
Grag.	=	grageas	=	Dragée
Gran.	=	granulado	=	Granulat
GSA	=	gases de sangre arterial	=	Blutgase

H

h	=	hora	=	h (Stunde)
h.s.	=	al acostarse	=	vor dem Zubettgehen
HA	=	historia actual	=	aktuelle Krankengeschichte
Hb = Hg	=	hemoglobina	=	Hb (Hämoglobin)
HbCM = HCM	=	hemoglobina corpuscular media	=	MCH (Hämoglobingehalt des einzelnen Ery./Färbekoeffizient)
HC	=	HCTO (hematocrito) *también:* historia clínica	=	Hkt. (Hämatokrit) *auch:* Krankengeschichte
HCM = HbCM	=	hemoglobina corpuscular media	=	MCH (Hämoglobingehalt des einzelnen Ery./Färbekoeffizient)
HDA	=	hemorragia digestiva alta	=	obere intestinale Blutung
HDB	=	hemorragia digestiva baja	=	untere intestinale Blutung
HDL = LAD	=	lipoproteínas de alta densidad	=	HDL (High Density Lipoproteins)
Hg = Hb	=	hemoglobina	=	Hb (Hämoglobin)
Hgma = Hm	=	hemograma	=	Blutbild
HIE	=	hipertensión introducida del embarazo	=	schwangerschaftsinduzierter Bluthochdruck
HIV = VIH	=	virus de la immunodeficiencia humana	=	HIV (Human Immunodeficiency Virus)
HM	=	hijos muertos	=	verstorbene Kinder
Hm = Hgma	=	hemograma	=	Blutbild
HTA	=	hipertensión arterial	=	arterieller Bluthochdruck
Htd	=	hemitórax derecho	=	rechter Hemithorax
Hti	=	hemitórax izquierdo	=	linker Hemithorax
HTIC	=	hipertensión intracraneal	=	erhöhter intrakranieller Druck

9

Hto	= hematocrito	=	Hkt (Hämatokrit)
HTT	= hemorragia del tercer trimestre	=	Blutung im dritten Trimenon
HV	= hijos vivos	=	lebende Kinder

I

i	= insolvente	=	insolvent
IA	= intraarticular	=	intraartikulär
IAM	= infarto agudo de miocardio	=	akuter Myokardinfarkt
IBG	= infección bacteriana grave	=	schwere bakterielle Infektion
Ic = i/c	= interconsulta	=	Konsil
ICC	= insuficiencia cardíaca congestiva	=	kongestive Herzinsuffizienz
ID = IDX	= impresión diagnóstica	=	diagnostischer Eindruck/vorläufige Diagnose
IEFNa	= índice de excreción fraccionada de sodio	=	Natrium-Exkretion
IGD	= infección gonocócica diseminada	=	disseminierte Gonokokkeninfektion
IM	= intramuscular	=	i.m. (intramuskulär)
Inf.	= infantil	=	infantil
Inhal.	= inhalación	=	Inhalation
Insuf.	= insuficiencia	=	Insuffizienz
Iny.	= inyectable	=	injizierbar
IPLV	= intolerancia a proteínas de leche de vaca	=	Laktoseintoleranz
IRA	= insuficiencia renal aguda)	=	akute Niereninsuffizienz
	también: infección respiratoria alta		*auch:* obere Atemwegsinfektion
	también: insuficiencia respiratoria aguda		*auch:* akute respiratorische Insuffizienz
IRC	= insuficiencia renal crónica	=	chronische Niereninsuffizienz
	también: insuficiencia respiratoria crónica		*auch:* chronische respiratorische Insuffizienz
IRM	= imagen por resonancia magnética nuclear	=	MRT (Magnetresonanztomographie)

9

IRS	= inicio relaciones sexuales	=	Beginn sexueller Beziehungen
ITU	= infección del tracto urinal	=	HWI (Harnwegsinfektion)
IV	= intravenoso	=	i. v. (intravenös)
IY	= injurgitación yugular	=	Einflussstauung

J

Jar.	= jarabe	=	Sirup

K

K	= x 1000	=	k (Kilo)

L

LA	= líquido amniótico	=	Fruchtwasser
Lact.	= lactantes	=	Säuglinge
LAD	= lipoproteínas de alta densidad	=	HDL (High Density Lipoproteins)
lat./min	= latidos por minuto	=	(Herz-)Schläge pro Minute
LBD = LDL	= lipoproteínas de baja densidad	=	LDL (Low Density Lipoproteins)
LCF	= latidos cardiales fetales	=	fetale Herztöne
LCR	= líquido cefalorraquídeo	=	Liquor cerebrospinalis
LDH	= lactatodeshidrogenasa	=	LDH (Laktatdehydrogenase)
LDI	= lipoproteínas de densidad intermedia	=	IDL (Intermediate Density Lipoproteins)
LDL = LBD	= lipoproteínas de baja densidad	=	LDL (Low Density Lipoproteins)
LEC	= líquido extracelular	=	extrazelluläre Flüssigkeit
LES	= lupus eritematoso sistémico	=	SLE (systemischer Lupus erythematodes)
LIC	= líquido intracelular	=	intrazelluläre Flüssigkeit
Liof.	= liofilizado	=	gefriergetrocknet
LLA	= leucemia linfoide aguda	=	ALL (akute lymphatische Leukämie)
LLC	= leucemia linfoide crónica	=	CLL (chronische lymphatische Leukämie)

9

LMA	=	leucemia mieloide aguda	=	AML (akute myeloische Leukämie)
LMBD = VLDL	=	lipoproteínas de muy baja densidad	=	VLDL (Very Low Density Lipoproteins)
LMC	=	leucemia mieloide crónica	=	CML (chronische myeloische Leukämie)
LME	=	lactancia maternal exclusiva	=	ausschließliche Ernährung mit Muttermilch
LOTEP	=	lúcido, orientado en tiempo, espacio y hacia la propia persona	=	wach, zeitlich und örtlich sowie zur Person orientiert

M

MAC	=	método anticonceptivo	=	Methode der Empfängnisverhütung
MAP	=	macrófagos en alvéolos pulmonares	=	Alveolarmakrophagen
Mastic.	=	masticable	=	Kautablette, -dragée
MB	=	metabolismo basal	=	Grundstoffwechsel
MC	=	motivo de la consulta	=	Konsultationsgrund
MCD	=	memoria a corto plazo	=	Kurzzeitgedächtnis
MCT	=	triglicéridos de cadena media	=	mittelkettige Triglyzeride
MEG	=	mal estado general	=	schlechter Allgemeinzustand (AZ)
MEH	=	mal estado de hidratación	=	schlechter Hydratationszustand
MEN	=	mal estado de nutrición	=	schlechter Ernährungszustand (EZ)
MF	=	movimientos fetales	=	fetale Bewegungen
MID	=	miembro inferior derecho	=	untere rechte Extremität
MII	=	miembro inferior izquierdo	=	untere linke Extremität
Min.	=	minutos	=	min (Minute)
MLD	=	memoria a largo plazo	=	Langzeitgedächtnis
mmHg	=	milímetros de mercurio	=	mmHg
MMII	=	miembros inferiores	=	untere Extremitäten
MMSS	=	miembros superiores	=	obere Exremitäten
MSD	=	miembro superior derecho	=	obere rechte Extremität
MSI	=	miembro superior izquierdo	=	obere linke Extremität

9

MV	= murmullo vesicular	=	vesikuläres Atemgeräusch
MVC	= murmullo vesicular conservado	=	erhaltenes vesikuläres Atemgeräusch
MVI	= multivitaminas	=	Multivitamine

N

Nebul.	= nebulizador	=	Nebulisation
NM	= neoplasia maligna = "neo" = "ca"	=	Neoplasie/Malignom ("Ca.")
NPMN	= neutrófilo polimorfonuclear	=	polymorphkernige neutrophile Granulozyten
NPO	= nada por vía oral	=	keine orale Nahrungszufuhr
NPVO	= nada por vía oral	=	keine orale Nahrungszufuhr
NUS = BUN	= nitrógeno de la urea saguínea	=	Blut-Harnstoff-Stickstoff
NxB	= nada por boca	=	keine orale Nahrungszufuhr

O

O, seguida de un subíndice = concentración en la orina (p.ej. Ocr = concentración de creatinina en la orina)		=	O mit Index = Urinkonzentration eines Stoffes, (z. B. Ocr = Kreatininkonzentration im Urin)
OCI	= orificio cervical interno	=	Muttermund
OD	= oído derecho	=	rechtes (Innen-)Ohr
OI	= oído izquierdo	=	linkes (Innen-)Ohr
OM	= otitis media	=	Mittelohrentzündung
OMA	= otitis media aguda	=	akute Mittelohrentzündung
OMS	= Organización Mundial de la Salud	=	WHO (Weltgesundheitsorganisation)
ORL	= otorrinolaringología, otorrinolaringológico	=	HNO (Hals-Nasen-Ohren-Heilkunde)

9

P

PA	= presión arterial	=	Blutdruck (RR)
PAD	= presión arterial diastólica	=	diastolischer Blutdruck

PAEG	=	peso adecuado para edad gestacional	= dem Gestationsalter entsprechendes Gewicht
PAM	=	presión arterial media	= mittlerer arterieller Blutdruck
PAN	=	poliarteritis nudosa	= Polyarteriitis nodosa
PaO₂	=	presión parcial de oxígeno arterial	= pO₂ (Sauerstoffpartialdruck)
PAS	=	presión arterial sistólica	= systolischer Blutdruck
PCR	=	reacción de cadena de polimerasa *también:* parada cardior-respiratoria	= PCR (Polymerase-Ketten-Reaktion) *auch:* Herz-Kreislauf-Stillstand
PET = TEP	=	tomografía por emisión de positrones	= PET (Positronenemissionstomographie)
PETP	=	presión expiratoria terminal positiva	= PEEP (positiver endexspiratorischer Druck)
pg	=	pagante	= selbst zahlend
PGI	=	péptido gástrico inhibidor	= GIP (Gastric Inhibitory Polypeptide)
PHA	=	polihidramnios	= Polyhydramnion
PIO	=	presión intraocular	= Augeninnendruck
PIV	=	péptido intestinal vaso-activo	= VIP (Vasoactive Intestinal Polypeptide)
Pom.	=	pomada	= Salbe
PP	=	placenta previa	= Placenta praevia
PPD	=	purified proteine derivative	= Tuberkulin-Hauttest
PPL	=	puño percusión lumbar	= Wirbelsäulenperkussion
PPR	=	puño percusión renal	= Nierenlagerperkussion
PRN	=	peso recién nacido *también:* por razones necesarias	= Geburtsgewicht *auch:* aus wichtigen Gründen
PSS	=	prueba serológica para la sífilis	= Syphilis-Serologie
PTI	=	púrpura trombocitopénica idiopática	= ITP (idiopathische Thrombozytopenie)
PVC	=	presión venosa central	= ZVD (zentraler Venendruck)

9

Q

q.	=	cada	= jeder/jede/jedes
q.i.d. 4	=	4 veces al día	= 4-mal pro Tag
QT	=	quimioterapia	= Chemotherapie

R

RB	= restos básicos	=	Basenüberschuss
RBOH$_2$	= requerimiento básico de agua	=	Wasser-Basisbedarf
RCP	= reanimación cardiopulmonar	=	Herz-Lungen-Wiederbelebung
RCTG	= registro cardiotocográfico	=	CTG (Kardiotokogramm)
REG	= regular estado general	=	regulärer Allgemeinzustand (AZ)
REH	= regular estado de hidratación	=	regulärer Hydratationszustand
REN	= regular estado de nutrición	=	regulärer Ernährungszustand (EZ)
RG	= reposo gástrico	=	Nahrungskarenz
RGE	= reflujo gastroesofágico	=	gastroösophagealer Reflux
RHA	= ruidos hidroaéreos	=	Darmgeräusche
RMN = RNM	= resonancia nuclear magnética	=	MRT (Magnetresonanztomographie)
RN	= recién nacido	=	Neugeborenes
RNAT	= recién nacido a término	=	am Termin geboren
RNM = RMN	= resonancia nuclear magnética	=	MRT (Magnetresonanztomographie)
ROT	= reflejos osteotendinosos	=	Muskeleigenreflexe (Sehnen-Periostreflexe)
RPM	= ruptura prematura de las membranas	=	vorzeitiger Blasensprung
RRSS	= rítmicos y simétricos	=	rhythmischer und symmetrischer Puls
RT	= radioterapia	=	Radiotherapie
Rx	= radiología, radiografía	=	Röntgen, Röntgenbild

9

S

S.O.B.	= síndrome obstrucción bronquial	=	bronchiales Obstruktionssyndrom
SAOS	= síndrome apnea obstructiva del sueño	=	Schlaf-Apnoe-Syndrom
SC	= subcutáneo	=	s.c. (subkutan)
SDR	= síndrome de distrés respiratorio	=	ANS (Atemnotsyndrom des Neugeborenen)

SFA	= sufrimiento fetal agudo	=	akuter fetaler Distress
Sg	= signo	=	(Krankheits-)Zeichen
SGOT	= GOT	=	GOT (Glutamat-Oxalacetat-Transaminase)
SGPT	= GPT	=	GPT (Glutamat-Pyruvat-Transaminase)
SHU = SUH	= síndrome hemolítico-urémico	=	hämolytisch-urämisches Syndrom
SIADH	= secreción inadecuada de ADH	=	Syndrom der inadäquaten ADH-Sekretion (Schwartz-Bartter-Syndrom)
SIDA	= síndrome de la inmunodeficiencia adquirida	=	AIDS (Acquired Immunodeficiency Syndrome)
Sínd.	= síndrome	=	Syndrom
SIR	= síndrome de insuficiencia respiratoria	=	ARDS (Adult Respiratory Distress Syndrome) akute respiratorische Insuffizienz
SNC	= sistema nervioso central	=	ZNS (zentrales Nervensystem)
SNG	= sonda nasogástrica	=	Nasensonde
Sob.	= sobre	=	Beutel (für Medikamente, z. B. in Pulverform)
Sol.	= solución	=	Lösung
S/p	= sin particularidades	=	o.B. (ohne [pathologischen] Befund)
sp	= semipagante	=	anteilig zahlend
SSF	= suero salino fisiológico	=	physiologische Kochsalzlösung
Subling.	= sublingual	=	sublingual
SUH = SHU	= síndrome urémico-hemolítico	=	HUS (urämisch-hämolytisches Syndrom)
Sup.	= supositorio	=	Suppositorium
Susp.	= suspensión	=	Suspension

9

T

T	= temperatura	=	Temperatur
TA	= tensión arterial	=	arterieller Blutdruck
Tab.	= tabletas	=	Tabl. (Tablette(n))
TAC = TC	= tomografía axial computerizada	=	CT (Computertomographie)
TBC	= tuberculosis	=	Tbc (Tuberkulose)

TC = TAC	=	tomografía axial compu- terizada	= CT (Computertomopraphie)
		también: tiempo de coagulación	*auch:* Gerinnungszeit
TCE	=	traumatismo craneo- encefálico	= SHT (Schädel-Hirn-Trauma)
TCEPU	=	tomografía computeri- zada por emisión de fo- tón único	= SPECT (Single-Photon-Emissions- Computertomographie)
TCSC	=	tejido celular subcutáneo	= Unterhautfettgewebe
TDAH	=	trastorno por déficit de atención con hiper- actividad	= ADHD (Aufmerksamkeitsstörung mit Hyperaktivität)
TDP	=	vacuna tétanos-difteria- tos ferina	= TDP (Tetanus-Diphterie-Pertus- sis-Impfung)
TE	=	tiempo de la enferme- dad	= Zeitdauer der Erkrankung
TEC	=	traumatismo encefalo- craneo	= SHT (Schädel-Hirn-Trauma)
TEG(D)	=	tránsito esófago gástrico (duodenal)	= Magensonde
TEP = PET	=	tomografía por emisión de positrones	= PET (Positronenemissionstomo- graphie)
TFG	=	tasa de filtración glomé- rula	= GFR (glomeruläre Filtrationsrate)
TGO = GOT = AST	=	transaminasa glutamico oxaloacética	= GOT (Glutamat-Oxalacetat-Trans- aminase)
THS	=	terapia hormonal sustitutiva	= hormonelle Substitutionstherapie
TIA	=	ataque isquémico transitorio	= TIA (transitorische ischämische Attacke)
TORCH	=	infecciones connatales: toxoplasma, rubeola, ci- tomegalovirus, herpes	= STORCH (Pränatalinfektionen)
ts	=	tiempo de sangría	= Blutungszeit
TSH	=	tirotropina	= TSH (Thyroidea-stimulierendes Hormon)
TTO	=	tratamiento	= Behandlung/Therapie
TTP	=	tiempo de tromboplas- tina parcial	= PTT (partielle Thromboplastin- zeit)
TV	=	tacto vaginal	= digitale vaginale Untersuchung
Tx	=	tratamiento	= Behandlung

9

U

UCI	=	unidad de cuidados intensivos	= Intensivstation
UCIP	=	unidad de cuidados intensivos pediátricos	= Kinder-Intensivstation
UI	=	Unidad Internacional	= IE (Internationale Einheiten)
Ung.	=	ungüento	= Salbe
US	=	ultrasonido	= Ultraschall/Sonographie
UVI	=	unidad de vigilancia intensiva	= Intensivstation

V

v.o. = VO	=	vía oral	= per os
v.p.	=	vía parenteral	= parenteral
Vag.	=	vaginal	= vaginal
VCM	=	volumen corpuscular medio	= MCV (mittleres Erythrozyten-einzelvolumen)
VEF1	=	volumen de espiración forzada a 1 segundo	= FEV (forciertes Exspirationsvolumen)
Ver VI	=	ver información en el Vademecum Internacional)	= siehe Vademecum Internacional (Rote Liste)
VHB	=	virus de hepatitis B	= HBV (Hepatitis B-Virus)
VHC	=	virus de hepatitis C	= HCV (Hepatitis C-Virus)
VHS	=	virus herpes simplex	= HSV (Herpes simplex-Virus)
VIH = HIV	=	virus de la inmunodeficiencia humana	= HIV (Human Immunodeficiency Virus)
VLA	=	volumen del líquido amniótico	= Fruchtwassermenge
VLDL = LMBD	=	lipoproteínas de muy baja densidad	= VLDL (Very Low Density Lipoproteins)
V.n.	=	valores normales	= Normwerte
VO = v.o.	=	vía oral	= p.o. (per os)
VPI	=	virus parainfluenza	= Parainfluenzavirus
VRS	=	virus respiratorio sincitial	= RSV (Respiratory Syncytial Virus)
VSG	=	velocidad de sedimentación globular	= BSG (Blutsenkungsgeschwindigkeit)

9

| Vv | = | vibraciones vocales
("33 = treinta y tres") | = | Stimmfremitus („neun-und-
neunzig/Löwenbräu") |
| VVZ | = | virus varicela zoster | = | VZV (Varizella zoster-Virus) |

9

10 Laborwert-Übersicht

Parameter		Normwert
Albumin	la albúmina	35–50 g/l Serum
Amylase	la amilasa	bis 120 U/l
AP (alkalische Phosphatase)	la fosfatasa alcalina (F.A.)	• 2–3 Jahre: bis 600 U/l • 14–17 J.: m: bis 700 U/l, w: bis 600 U/l • 18–49 J.: m: bis 175 U/l, w: bis 150 U/l • ab 50 J.: m: bis 175 U/l, w: bis 170 U/l
AT III (Antithrombin)	la antitrombina III	0,2–0,3 g/l Plasma
Basophile	los basófilos	0–50/µl Blut
Bilirubin (gesamt/direkt)	la bilirrubina (total/directa)	0,2–1/0,05–0,3 mg/dl
Blutgasanalyse: • Basenüberschuss • pH • pCO$_2$ (art.) • pO$_2$ (art.) • Standard-Bikarbonat	la gasometría: • RB (restos básicos) • pH sanguíneo • PaCO$_2$ (presión parcial de anhídrido carbónico) • PaO$_2$ (presión parcial de oxígeno) • el bicarbonato	 • -2 bis 2 mmol/l • 7,35–7,45 • 32–46 mmHg • 71–104 mmHg • 21–26 mmol/l
Blutungszeit	el tiempo de sangría	< 6 min
BSG (Blutkörperchensenkungsgeschwindigkeit)	VSG (Velocidad de sedimentación globular/Velocidad eritrocitaria)	Männer < 10 mm/1. Stunde Frauen < 20 mm/1. Stunde
Calcium	el calcio	1,0–1,3 mmol/l

Parameter		Normwert
Chlor	el cloro	Cl⁻: 95–108 mmol/l
Cholesterin, gesamt	el colesterol	< 200 mg/dl
CK (Kreatinkinase)	CPK (la creatin-fosfocinasa)	Männer 10–80 U/l Frauen 10–70 U/l
CK-MB	CK-MB (la banda miocárdica de la enzima creatin-cinasa)	< 5 U/l
CRP (C-reaktives Protein)	PCR (la proteína C reactiva)	< 5 mg/l
D-Dimer	el dímero-D	< 0,25 µg/ml
Eisen	el hierro	Männer 50–160 µg/dl Frauen 50–150 µg/dl
Eosinophile	los eosinófilos	50–300/µl Blut
Erythrozyten	los glóbulos rojos/ los hematíes/ los eritrocitos	Männer 4,6–5,9 × 10⁶/µl Frauen 4,2–5,4 × 10⁶/µl

Ferritin	la ferritina	• 2–17 Jahre:
		  7–142 µg/dl
		• 18–45 J.:
		  m: 10–220 µg/dl,
		  w: 6–70 µg/dl
		• ab 46 J.:
		  m: 15–400 µg/dl,
		  w: 18–12 µg/dl

Fibrinogen (= Gerin-nungsfaktor I)	el fibrinógeno (= el factor I)	2–4,5 g/l Plasma
Gesamteiweiß	las proteínas totales	66–85 g/l Serum
Glukose (im Plasma)	la glucosa	75–115 mg/dl [4,2–6,4 mmol/l]
GOT (ASAT)	GOT (AST)	Männer bis 19 U/l Frauen bis 15 U/l
GPT (ALAT)	GPT (ALT)	Männer bis 23 U/l Frauen bis 19 U/l
Hämatokrit (Fraktion)	el hematocrito	Männer: 0,40–0,54 Frauen: 0,37–0,47

10

Parameter		Normwert
Hämoglobin (Hb)	la hemoglobina	Männer: 140–180 g/l Frauen: 120–160 g/l
Harnsäure	el ácido úrico	150–390 µmol/l
Harnstoff	la urea	3,3–8,3 mmol/l
HbA1c	HbA1c	< 7 %
HDL	HDL (lipoprotínas de alta densidad)	< 35 mg/dl
Immunglobulin	la immunoglobulina	7–15 g/l Plasma (γ-Globuline)
Internat. Normalized Ratio	INR	0,9–1,15 INR
Kalium	el potasio	K^+: 3,5–5,5 mmol/l
Kreatinin	la creatinina	36–106 µmol/l
LDH	LDH (lactatodes-hidrogenasa)	120–240 U/l
LDL	LDL/LBD (lipoproteí-nas de baja densidad)	< 150 mg/dl
Leukozyten	los leucocitos	5000–10 000/µl Blut
Lymphozyten	los linfocitos	1000–4000/µl Blut
Magnesium	el magnesio	Mg^{2+} 0,5–0,7 mmol/l
MCH	Hb.C.M./HCM	27–32 pg
MCHC	C.hb.M./CHCM	320–360 g/l
MCV	V.C.M.	80–100 fl
Monozyten	los monocitos	200–800/µl Blut
Natrium	el sodio	Na^+: 135–145 mmol/l
Neutrophile	los neutrófilos	2000–6000/µl Blut
Partielle Thrombo-plastinzeit (PTT)	el tiempo de trombo-plastina (TTP)	26–42 s
Phosphat	el fosfato	0,8–1,5 mmol/l
Retikulozyten	los reticulocitos	0,4–2 % ; $20–75 \times 10^3$ /µl
T3 (fT3)	T3 (triyodotironina)	0,9–1,8 µg/l (2,5–6 pg/ml)

10

Parameter		Normwert
T4 (fT4)	T4 (tiroxina)	45–115 µg/l (8–20 ng/l)
TSH	TSH (tiroropina)	0,3–3,5 mU/l
Thromboplastinzeit (Quick)	(valor) Quick	70–125 %
Thrombozyten	los trombocitos	150–400 × 10^3 /µl
Transferrin	la transferrina	200–400 mg/dl
Triglyceride	los triglicéridos	< 150 mg/dl
Troponin	las troponinas cardíacas	< 0,5 µg/l

10

Anhang – Texte + Lösungen zur beiliegenden Audio-CD

I. Aussprache

a. „An ihren Vokalen werdet ihr sie erkennen": Der Text hierzu ist dem Buch „Spanisch für Besserwisser" von G. Aparicio, erschienen im Schmetterling Verlag, Stuttgart, entnommen (S. 10–13).

b. Ausspracheregeln und -beispiele: siehe Buch S. 2–6

II. Übungen zum Zahlenverständnis (Entrenamiento de números)

a. Telefongespräch

Secretaria: ¿Sí?
Estudiante: Hola, soy Martin Lorenz. Quisiera hablar con el Doctor Pereira.
Secretaria: Con el Doctor Pereira? Lo siento, ya no trabaja aquí. Ahora trabaja en la cuarta planta. Tiene un número nuevo. Un momentito, voy a dárselo.
Estudiante: ¡Gracias!
Secretaria: Escuche, el número es el 0034 de España, el prefijo 91 de Madrid y el número es 756 83 y la extensión es 39.
Estudiante: De acuerdo, voy a repetirlo: 0034–91-756 83 29.
Secretaria: No, no es correcto. La extensión es 39.
Estudiante: ¿39?
Secreataria: ¡Sí, eso es!
Estudiante: Bueno, muchas gracias. ¡Adiós!
Secretaria: De nada. ¡Adiós!

Lösung: Die gesuchte Telefonnummer des Dr. Pereira, der in den vierten Stock umgezogen ist, lautet 0034–91-756 83 39.

b. „Fakten, Fakten, Fakten"

11

Nuestro hospital de neurología y psiquiatría fue construido en 1978. Tiene 92 unidades de tratamiento y aproximadamente 2.500 pacientes por año reciben tratamiento aquí. En nuestro equipo trabajan 20 médicos, 5 psicólogos y casi 50 enfermeros.

Lösung: Unsere Klinik für Psychiatrie und Neurologie wurde 1978 gegründet. Es gibt 92 Behandlungsplätze und ca. 2500 Patienten werden jährlich hier behandelt. In unserem Team arbeiten 20 Ärzte, 5 Psychologen und ungefähr 50 MitarbeiterInnen aus der Pflege.

c. Angehörigengespräch

Médico: ¡Perdón!, ¿es usted la Sra. López?
Sra. López: Sí, doctor. ¿Qué le ha pasado a mi marido?
Médico: No se preocupe. Su esposo ha tenido un accidente a las 3:45 h. Ahora su estado es estable, pero todavía no ha recobrado el conocimiento. Por eso necesito hacerle unas preguntas, ¿de acuerdo?
Sra. López: De acuerdo.
Médico: ¿Cuándo nació su esposo?
Sra. López: Nació el 22 de abril de 1964.
Médico: Entonces tiene 42 años.
Sra. López: Sí, 42 años.
Médico: ¿Cuál es su número de la Seguridad Social?
Sra. López: ¡Un momento! El número es 33476607
Médico: ¡Gracias!, ¿y cuál es su dirección?
Sra. López: Vivimos en la Calle Grande, n° 234.
Médico: ¿El código postal?
Sra. López: 28040 de Madrid.
Médico: ¿Cuál es su número de teléfono?
Sra. López: Mi número de móvil es 670532150.
Médico: ¿670532150?
Sra. López: ¡Sí, eso es!
Médico: Muy bien, la informaremos en cuando tengamos alguna novedad,
¿de acuerdo?
Sra. López: Bueno, ¡muchas gracias doctor!

Lösung: Herr López, der um viertel vor vier einen Autounfall hatte, wurde am 22. April 1964 geboren und ist 42 Jahre alt. Seine Sozialversicherungsnummer lautet 33476607. Er wohnt in der Calle Grande 234 in 28040, Madrid. Die Handynummer seiner Frau lautet: 670532150.

11

d. Anruf aus dem Labor

La enfermera del laboratorio: ¡Hola!, ¿hablo con urgencias?
Médico: ¡Sí, dígame!

Enfermera: Tengo los valores del Sr. López.

Médico: Muy bien, ya estábamos esperando los resultados. Su estado ha empeorado.

Enfermera: No me sorprende. El hemograma no está bien…

Médico: Continue, la escucho.

Enfermera: De acuerdo, el hematocrito está por debajo del 38%, y la hemoglobina está solamente a 7,4.

Médico: Gracias, ahora está claro, tiene una hemorragia interna. Por favor, mándeme unas conservas de sangre del grupo 0 negativo a la sala de operaciones.

Enfermera: ¡Sí, enseguida!

Médico: ¡Gracias!

Lösung: Die Untersuchung des Blutes von Herrn López ergab einen Hämatokritwert von unter 38% und einen Hämoglobinwert von 7,4.

e. Im Kreißsaal

Comadrona: Todavía queda un chequeo de embarazo en la sala de partos número 3. ¿Tienes tiempo para comentar el caso?

Médico: Sí, mejor infórmame hora mismo, en 15 minutos tengo una reunión con el jefe.

Comadrona: De acuerdo, se trata de María Fernández, primeriza, en la semana de embarazo 39 1/7.

Médico: ¿Cuántos años tiene?

Comadrona: Nació el 18.11.1980. Es decir tiene 26 años. El embarazo ha transcurrido sin problemas hasta que hace 8 días, el 31 de enero, el doctor Barco le detectó un oligohidramnio. Fue justo en la semana 38 0/7 de embarazo.

Médico: ¿En cuánto ha estimado él la cantidad de aguas al hacerle la ecografía?

Comadrona: El IFA (índice de fluido amniótico) era de 5 cm.

Médico: ¿Como era el tamaño de la sínfise?

Comadrona: 37 cm. Hoy lo he medido de nuevo y ha aumentado a 38.

Médico: ¿Desde entonces no se le ha hecho ningún control más a la señora Fernández?

Comadrona: Sí, hace cuatro días, en la semana 37 3/7 de embarazo, nosotros mismos le hicimos una ecografía. Aquí tiene los resultados de la ecografía.

Médico: Gracias. El diámetro biparietal de 95,7 mm, el perímetro de la barriga de 332,0 mm y el tamaño del fémur de 70,3 mm. Lo cual dio un peso aproximado de nacimiento de 3180 gr. La cantidad de aguas se estimó en 7 cm, es decir, bastante baja. ¿Bebe suficiente?

Comadrona: Ella dice que se bebe unos 3 litros de agua al día.

Médico: Así está perfecto. ¿Cómo han salido los otros resultados?

Comadrona: No he encontrado ninguna anomalía más. Con 36,5 °C la señora Fernández se encuentra afebril. La presión arterial es de 120/80 mmHg. Los valores de la orina son normales. La paciente pesa 79 kg. La toma de peso por el embarazo ha sido de 12 kg.

Médico: ¿Qué valor tenía de hemoglobina?

Comadrona: Lo miro en seguida. Estaba a 12,3

Médico: ¿Has hecho un CTG (Cardiotocograma)?

Comadrona: Sí. Aquí está.

Médico: Parece normal. La baselina a 130, dentro de lo normal. Y el resto también. ¿Se queja la paciente de alguna cosa?

Comadrona: No, bueno que de vez en cuando se le pone dura la barriga.

Médico: ¿Cada cúanto le sucede esto?

Comadrona: Tres o cuatro veces al día.

Médico: De acuerdo. Entonces voy a acercarme a examinar a la señora Fernández. ¿En qué sala está?

Comadrona: En la sala de partos número tres.

Deutsche Übersetzung:

Hebamme: Es ist noch eine Schwangerschaftskontrolle im Gebärsaal 3. Hast Du Zeit, dass wir sie kurz besprechen?

Arzt: Ja, berichte mir am besten jetzt gleich, denn in 15 Minuten habe ich eine Besprechung beim Chef.

Hebamme: Ok, es handelt sich um Maria Fernandez, eine Primigravida in der 39 1/7 Schwangerschaftswoche.

Arzt: Wie alt ist sie?

Hebamme: Sie ist am 18.11.1980 geboren. Das heißt, sie ist 26 Jahre alt. Bis vor kurzem lief die Schwangerschaft problemlos, doch vor 8 Tagen, am 31. Januar, wurde von Dr. Barco ein Oligohydramnion festgestellt. Sie war zu dem Zeitpunkt in der 38 0/7 Schwangerschaftswoche.

Arzt: Auf wie viel hat er die Fruchtwassermenge im Ultraschall geschätzt?

Hebamme: Der AFI (amniotic fluid index) lag bei 5 cm.

Arzt: Wie groß war der Symphysen-Fundus-Abstand?

Hebamme: 37 cm. Ich habe ihn heute noch einmal gemessen. Er ist jetzt auf 38 cm gestiegen.

Arzt: Und ist Frau Fernandez seitdem nicht mehr kontrolliert worden?

11

Hebamme: Doch, bei uns, vor 4 Tagen, in der 37 3/7 Schwangerschaftswoche. Hier ist der Ultraschallbefund.

Arzt: Danke. Der biparietale Durchmesser war da 95,7 mm, der Bauchumfang lag bei 332,0 mm und die Femurlänge bei 70,3 mm. Das ergab ein geschätztes Geburtsgewicht von 3180 g. Die Fruchtwassermenge wurde auf 7 cm geschätzt, also immer noch knapp. Trinkt sie genug?

Hebamme: Sie sagt, sie trinke jeden Tag ca. 3 Liter Wasser.

Arzt: Das ist gut so. Wie sind die anderen Befunde?

Hebamme: Ich habe keine weiteren Auffälligkeiten gefunden. Frau Fernandez ist mit 36,5 °C afebril. Der Blutdruck liegt bei 120/80 mmHg. Der Urin ist unauffällig. Die Patientin wiegt 79 kg, das macht eine Gewichtszunahme während der Schwangerschaft von 12 kg.

Arzt: Wie hoch war der letzte Hämoglobin-Wert?

Hebamme: Ich schaue nach. Er lag bei 12,3.

Arzt: Hast Du ein CTG (Kardiotokogramm) geschrieben?

Hebamme: Ja, hier ist es.

Arzt: Es sieht gut aus. Die Baseline liegt bei ungefähr 130, also im Normbereich. Und der Rest ist auch normal. Hat die Patientin irgendwelche Beschwerden?

Hebamme: Nein, nur gelegentlich einen harten Bauch.

Arzt: Wie häufig pro Tag?

Hebamme: Zirka 3–4 Mal täglich.

Arzt: Ok. Dann gehe ich mal zu Frau Fernandez und untersuche sie. In welchem Zimmer ist sie doch gleich?

Hebamme: Im Gebärsaal 3.

f. Zahlendiktat

13, 2007, 677, 76, 143.000, 98, 3.500.000, 55, 9564, 1.000.000.000

III. Visita al Médico:
Dialog und deutsche Übersetzung: S. 221 ff.

IV. Aufnahmebericht

Médico: ¡Buenas tardes!

Paciente: ¡Buenas tardes, doctora!

Médico: Vamos a ver, ¿qué le sucede? ¡Ah! Ya veo, se ha hecho una herida en la frente. Vamos a tener que darle unos puntos. ¿Cómo ha sucedido? ¿Tiene además otras heridas?

11

Paciente: Me he caído de la bicicleta hace más o menos un cuarto de hora. Y no, a parte de esta herida, por suerte, no me ha pasado nada más.

Médico: Bueno, veamos, primero siéntese. Antes de nada quiero tomarle algunos datos y en seguida nos ocupamos de la herida. ¿Cómo se apellida?

P: Rodríguez Marín.

M: ¿Su nombre de pila?

P: Paulo.

M: ¿Dónde y cuándo nació usted?

P: En Barcelona, el 4 de agosto de 1970.

M: Entonces tiene usted 36 años. Sexo: varón, ¿cuál es su número de la Seguridad Social?

P: 68 75 03 14 39.

M: Necesito además su dirección, ¿calle y número?

P: Los Pazos, 19.

M: ¿Ciudad y código postal?

P: Madrid, 24180.

M: Madrid, provincia: Madrid. País: España. ¿Me da su número de teléfono, por favor?

P: Sí, es el 91 4595053.

M: Bueno, eso es todo. Ahora voy a rellenar rápidamente el resto del formulario. Número de registro: 986945. La fecha de hoy: 2 de septiembre de 2006. Hora: 13:22 m. Unidad de asistencia: Urgencias. Remitido: Por su propio pie. Motivo: Caída de bicicleta hace aprox. 15 min. Exploración: Herida de corte en la sien izquierda, aprox. 4 cm de largo, 1 cm. de profundidad. Tratamiento: Desinfección, 5 puntos con hilo proleno 5–0 con anestesia local. Apósito. ¿Está usted vacunado del tétanos?

P: Sí, hace un año me puse una vacuna de recuerdo.

M: Vacuna contra el tétanos no necesaria, por recuerdo hace aprox. un año. Impresión diagnóstica: véase arriba. Tratamiento recomendado: retirada de puntos en 7 días. Datos de alta/salida: Destino: alta/salida a hogar familiar. Paso a hospital-servicio: no. Exitus: no. Consultas externas: no. ¿Quién es su médico de cabecera?

P: El doctor Pinto.

M: Traslado a otro hospital: no. Alta voluntaria: no. Fugado: no. Código médico: 3063. Unidad de asistencia: Urgencias. Fecha: 2.09.2006. Hora: 13:40 horas. Bueno, y por último mi firma. Con esto terminamos el papeleo. Usted se queda con una copia. Ahora voy a ocuparme de la herida. Por favor, acompáñeme a la sala de tratamientos.

Deutsche Übersetzung:

Arzt: Guten Tag.

Patient: Guten Tag, Herr Doktor.

A: Was kann ich für Sie tun? Ah, ich sehe schon. Sie sind an der Stirn verletzt. Uh, das muss wohl genäht werden. Wie ist das passiert? Haben Sie noch andere Verletzungen?

P: Ich bin vor einer Viertelstunde mit dem Fahrrad gestürzt. Nein, außer dieser Schnittwunde am Kopf bin ich zum Glück unversehrt geblieben.

A: Soso, dann setzen Sie sich erst einmal. Zunächst möchte ich gerne Ihre Personalien aufnehmen, und dann kümmern wir uns um die Wunde. Wie ist Ihr Familienname?

P: Rodríguez Marín.

A: Ihr Vorname?

P: Paulo.

A: Wo und wann sind Sie geboren?

P: In Barcelona, am 04.8.1970.

A: Gut, das ergibt ein Alter von 36 Jahren. Geschlecht: männlich. Wie ist Ihre Sozialversicherungsnummer?

P: 68.75.03.14.39.

A: Ihre Adresse brauche ich noch. Straße und Hausnummer?

P: Los Pazos 19.

A: Stadt und Postleitzahl?

P: Madrid, 24180.

A: O.k., das ist Provinz Madrid, Land: Spanien. Wie ist Ihre Telefonnummer?

P: 91 4595053

A: So, das wäre alles. Nun fülle ich noch schnell den Rest aus. Registriernummer: 986945. Das Datum von heute ist der 2.9.2006, Uhrzeit: 13.22 Uhr. Station: Unfallaufnahme. Überweisung durch: selbst. Grund: Schnittverletzung an der Stirn. Anamnese: Sturz mit dem Fahrrad vor ca. 15 Minuten. Untersuchung: an der linken Stirnseite Schnittverletzung, ca. 4 cm lang, 1 cm tief. Behandlung: Desinfektion, 5 Einzelknopfnähte mit Faden Prolene 5–0 in Lokalanästhesie. Verband. Sind Sie gegen Tetanus geimpft?

P: Ja, ich habe die Impfung vor einem Jahr auffrischen lassen.

A: Impfung gegen Tetanus nicht nötig, da Auffrischung vor ca. einem Jahr. Vorläufige Diagnose: siehe oben. Empfohlenes Therapieverfahren: Fadenentfernung nach 7 Tagen. Entlassungsdaten: Ziel: Entlassung nach Hause. Vorübergehende Einweisung in ein anderes Krankenhaus: nein. Exitus: nein. Externe Behandlung: keine. Wer ist Ihr Hausarzt?

P: Dr. Pinto.

11

A: Überweisung in ein anderes Krankenhaus: nein. Entlassung auf eigenen Wunsch: nein. Geflüchtet: nein. Code: Arzt: 3063. Station: Unfallstation. Datum: 2.9.2006. Uhrzeit: 13:40 Uhr. So, und als Letztes meine Unterschrift. Damit ist der Papierkram erledigt. Sie bekommen eine Kopie davon mit nach Hause. Jetzt werde ich die Wunde versorgen. Kommen Sie bitte mit ins Behandlungszimmer.

Deutsch – Spanisch

2-/3-Wege-Hahn	llave (la) de doble/tres vía(s)
ABC-Schema	ABC (el) de la reanimación
Abdomen	abdomen (el)
Abdomen, akutes	abdomen (el) crítico/síndrome (el) de dolor abdominal
Abführmittel	laxantes (los)/purgante (el)
Abhängigkeit	adicción (la)/dependencia (la)
Abhängigkeitssyndrom	síndrome (el) de dependencia
Ableitung (EKG)	derivación (la)
Abmagerung	enflaquecimiento (el)
Abort	aborto (el)
Absauger	aspirador (el)
Absaugkatheter	catéteres (los) de aspiración
Absence	ausencia (la)
Abstillen	destetamiento (el)
Abstinenz	abstinencia (la)
Abstoßungsreaktion [bei Transplantation]	reacción (la) de rechazo [en un transplante de órganos]
Abstrich	frotis (la)/muestra (la)
Abszess	absceso (el)
Abszessspaltung	segregación (la) de absceso
Abwehrspannung	defensa (la)muscular
abweichend	aberrante
Achillessehne	tendón (el) de Aquiles
Achselhöhle	sobaco (el)/axila (la)
Adamsapfel	nuez (la) [de Adán]
Aderlass	sangría (la)
Adrenalin	adrenalina (la)
aerob	aerobio
Aerosol	aerosol (el)
affektive Störung/manische Episode	pertubación (la) del afecto/episodio maníaco
After, Darmausgang	ano (el)/orificio (el) de salida del intestino
Agitiertheit	agitación (la)
Agoraphobie/Klaustrophobie	agorafobia (la)/claustrofobia (la)
Agranulozytose	agranulocitosis (la)
AIDS	SIDA (el) [síndrome (el) de la inmonodeficiencia adquirida]
AIDS-Test	prueba (la) de SIDA
Akanthose	acantosis (la)
Akathisie	acatisia (la)
Akinesie	aquinesia (la)
Akne	acné (el)
Akrozyanose	acrocianosis (la)
Albumin	albúmina (la)
Alkalose	alcalosis (la)
Alkohol-Entzugssyndrom mit Delir	síndrome (el) de abstinencia con delirio
Alkoholismus	alcoholismo (el)
Allergie	alergia (la)
Allergietest	análisis (el)/prueba (la) de alergia
allergisch	alérgico
Alopezie	alopecia (la)
Alterationen, psychische	alteraciones (las) psíquicas
Alzheimer, Morbus	Alzheimer (el)
Amnesie	amnesia (la)
Amnion	amnios (los)
Amöbe	ameba (la)
Amöbenruhr	amebiasis (la)
Amphetamine	anfetaminas (las)
Ampulle	ampolla (la)
Amputation	amputación (la)
Amylase	amilasa (la)
Analgetikum	analgésico (el)
Analyse/Untersuchung	análisis (el)
Anämie	anemia (la)
Anamnese	anamnesis (la)
anaphylaktisch	anafiláctico (el)
Anästhesie	anestesia (la)
Anastomose	abocamiento (el)/anastomosis (la)
Aneurysma	aneurisma (el)
Anfall	ataque (el)
Anfall, epileptischer	ataque (el) convulsivo, epiléptico
anfallsartig, paroxysmal	paroxístico
angeboren	congénito/innato
Angina	amigdalitis (la)/angina (la)
Angina pectoris	angina (la) de pecho

Angiographie	angiografía (la)
Angst	miedo (el)
Angst, Beklemmung	ansiedad (la)
anomal, abnormal	irregular, que difiere de lo normal
Anorexie	anorexia (la)
Anosmie	anosmia (la)
ansteckend	contagiosa
ansteckende Krankheit	enfermedad (la) contagiosa
Antagonist	antagonista
Antazida	antiácidos (los)
Antiarrhythmikum	antiarrítmico
Antibiotika	antibióticos (los)
Antidepressiva	antidepresivos (los)
Antidepressivum	antidepresivo (el)
Antiemetikum	antiemético (el)
Antiepileptika	antiepilépticos (los)
Antigen	antígeno (el)
Antikoagulation	anticoagulación (la)
Antikonzeptiva	anticonceptivo (el)
Antikörper	anticuerpo (el)
Antipyretikum	antipirético (el)
Antisepsis	antisepsia (la)
Antithrombin III	antitrombina (la) III
antiviral	antiviral (el)
Anurie	anuria (la)
Anus	ano (el)
Anus praeter	anus (el) praeter
Anwendung/Verabreichung	aplicación (la)
anxiolytisch/angstlösend	ansiolítico (el)
Aortenklappeninsuffizienz	insuficiencia (la) de la válvula aórtica
Aortenklappenstenose	estenosis (la) de la válvula aórtica
Apathie	apatía (la)
APGAR	APGAR
Aphasie	afasia (la)
Apnoe	apnea (la)
Apoplex	apoplejía (la)
Apotheker	farmacéutico (el)
Appendix	apéndice (el)
Appendizitis	apendicitis (la)
Arm	brazo (el)
Armschlinge	cabestrillo (el)
Arrhythmie	arritmia (la)
arterielle Verschlusskrankheit (AVK)	enfermedad (la) oclusiva arterial
Arteriosklerose	arteriosclerosis (la)
Arthritis	artritis (la)

Arthroskopie	artroscopia (la)
Arzneimittel	fármaco (el)
Asepsis	asepsia (la)
Asphyxie	asfixia (la)
Aspiration	aspiración (la)
Aspirin	aspirinas (las)
Asthma [-attacke]	asma (el) [ataque de]
Astigmatismus	astigmatismo (el)
Aszites	ascites (la)
Ataxie	ataxia (la)
Atembeschwerden	dificultad (la) de la respiración
Atemgeräusche	sonidos (los) respiratorios
Atemkapazität	capacidad (la) vital
Atemstillstand	paro (el) respiratorio
Atherosklerose	aterosclerosis (la)
Ätiologie	etiología (la)
atmen	respirar
Atmung	respiración (la)
Atopie	atopia (la)
Atrophie	atrofia (la)
Atropin	atropina (la)
Auffassung	concepción (la)
Aufhellung	aclaramiento (el)
Aufnahme	hospitalización (la)
aufnehmen	internar
Augapfel	globo (el) ocular
Auge	ojo (el)
Augen-	ocular
Augenarzt	oculista (el)
Augenbraue	ceja (la)
Augenheilkunde	oftalmología (la)
Augenhintergrund	fondo (el) del ojo
Augenhöhle	órbita (la)
Augenlid	párpado (el)
Augenlidentzündung	blefaritis (la)
ausatmen	exhalar
Ausfluss	flujo (el)
ausgewogen	en equilibrio
Auskratzung	cuertaje (el)
Auskugeln	desencajamiento (el)
Auskultation	auscultación (la)
Auslösung eines Prozesses	provocación (la) de un proceso
Ausrüstung	equipamiento (el)
Ausschabung	raspado (el)/legrado (el)
Ausscheidung	excreción (la)/eliminación (la)
Ausschlag	erupción (la)
Auswurf	flema (la)

Autismus	autismo (el)	Belästigung, sexu-elle	acoso (el) sexual
Autoimmunerkran-kung	enfermedad (la) au-toinmune	Belastung, psy-chische	enojo (el) emocional
Autopsie	autopsia (la)	Belastungstest	prueba (la) de esfuer-zo físico
AV-Block	bloqueo (el) de rama		
Babcock-Sonde	fleboextractor (el)/flebectomía (la)	Benzin	gasolina (la)
		Beratung, geneti-sche	asesoramiento (el) genético
Babinski-Reflex	reflejo (el) [de Ba-binski]	Berufskrankheit	enfermedad (la) pro-fesional
Baby	bebé (el)		
Babynahrung	fórmula (la) infantil/papillas (las)	Beruhigungsmittel	calmante (el)
		Beruhigungsmittel (Tranquilizer)	tranquilizantes (los)
Bakterien	bacterias (las)		
bakteriostatisch	bacteriostático	Beschleunigung [z. B. der Herzfre-quenz]	aceleración (la) [p.e. de la frecuencia car-díaca]
Balken	cuerpo (el) calloso		
Ballonkatheterisie-rung	cateterización (la) en globo		
Bänderriss	rotura (la) de liga-mento	Beschwerden	molestias (las)
		Betablocker	betabloqueador (el)
Bandscheibe	disco (el) interverte-bral	Betamimetikum	betamimético
		betrunken	estar borracho
Bandwurm	solitaria (la)/tenia (la)	Bettzeit/Schlafens-zeit	hora de acostarse
Basalganglien	ganglios (los) basales	Beule	chichón (el)/ tolondro (el)
Basaliom	basalioma (el)		
Basophile	basófilos (el)	Beweglichkeit	movilidad (la)
Bauch	barriga (la), tripa (la)	Bewegungsein-schränkung	dificultad (la) de los movimientos
Bauchdecke	pared (la) abdominal		
Bauchhöhle	cavidad (la) abdomi-nal	bewusstlos	desvanecido, -a, in-consciente
Bauchkrämpfe	retortijones (los)	Bewusstsein	conocimiento (el)/consciencia (la)
Bauchnabel	ombligo (el)		
Bauchspeicheldrüse	páncreas (el)	Bewusstseinslage	estado(el) de con-sciencia
Bauchtrauma	traumatismo (el) ab-dominal		
		Bewusstseinsspal-tung	locura (la) de desdo-blamiento
Baumwolle	algodón (el)		
Bazillus	bacilo (el)	Bikarbonat	bicarbonato (el)
Beatmung, künstli-che	respiración (la) artifi-cial	Bilirubin	bilirrubina (la)
		Bindehaut	conjuntiva (la)
Beatmungsbeutel	bolsa (la) [autohin-chable]/ambú (el)	Bindehautentzün-dung	conjuntivitis (la)
		Biopsie	biopsia (la)
Beatmungsmaske	máscara (la) de oxí-geno	Biss	mordedura (la)/mor-dida (la)
Becken	pelvis (la)		
Beckenendlage	presentación (la) po-dálica	Bisswunde	herida (la) por mor-dedura
		Blähung	flato (el)
Befruchtung	fecundación (la)	Blähungen	gases (los)
Begräbnis	enterramiento (el)	Blase	ampolla (la)
Begutachtung (Kon-sil)	evaluación (la)	Blase (Urogenital-trakt)	vejiga (la) urinaria
Behandlung	tratamiento (el)	Blase, Bläschen	ampolla (la), vejiga (la)/ampollita (la), vejigita (la)
Behinderung	minusvalía (la)		
bei Bedarf	cuándo lo necesite/si lo necesita/si es ne-cesario		
		Blasenentzündung	cistitis (la)
Bein	pierna (la)	Blasenkatheter	sonda (la) en la ve-jiga

12

Blasenmole	mola (la) hidatiforme/vesiculosa
bleich	pálido
blind	ciego
Blinddarmentzündung	apendicitis (la)
Blindheit	ceguera (la)
Blut	sangre (la)
Blutanalyse/Blutuntersuchung	análisis (el) de la sangre
Blutbild	cuadro (el) hemático/hemograma (el)
Blutdruck	presión (la) de la sangre/-sanguínea
Blutdruckmanschette	manguito (el) de presión arterial
Bluterguss	derrame (el)/moratón (el)
Blutgasanalyse	gasometría (la)
Blutgefäße	vasos (los) sanguíneos
Blutgerinnsel	coágulos (los)
Blutgruppen	grupo (el) sanguíneo
Bluthochdruck	hipertensión (la)
Blutkonserve	conserva (la) de sangre
Blutkörperchen, rote	glóbulos (los) rojos/eritrocitos (los)
Blutkultur	cultivo (el) sanguíneo
Blutkultur	hemocultivo (el)
Blutsenkung	sedimentación (la) de la sangre
Bluttransfusion	transfusión (la) de sangre
Blutung	hemorragia (la)
Blutungszeit	tiempo (el) de sangría
Blutuntersuchung	prueba (la) de sangre
Blutverdünnung	diluir la sangre
Blutzuckerspiegel	nivel (el) de azúcar
Bogengänge (Innenohr)	conductos (los) semicirculares
bohren (Zahnarzt)	perforar
Bolusinjektion	inyección (la) rápida
Borborygmus/Darmkullern	gorgoteo (el) en el vientre
Borderline-Störung	trastorno (el) de tipo Borderline
bösartig	maligno/nocivo
bösartiger Tumor	tumor (el) nocivo/maligno
Botalli, Ductus	Botalli, Ductus
Botulismus	botulismo (el)
Bradykardie	bradicardia (la)
Brandwunde	quemadura (la)

Braunüle legen	canalizar
Brechreiz	ganas (las) de vomitar
Brille	gafas (las)
Bronchialbaum	árbol (el) bronquial
Bronchitis	bronquitis (la)
Bronchodilatation	broncodilatación (la)
Bronchopneumonie	bronconeumonía (la)
Bronchoskopie	broncoscopia (la)
Bronchospasmus	broncoespasmo (el)
Bronchus	bronquio (el)
Brummen	ronquidos (los)/roncos (los)
Brust	pecho (el)
Brustbein	esternón (el)
Brustdrüse	glándula (la) mamaria/mama (la)
Brüste	senos (los)
Brustkorb	caja (la) torácica
Brustwarze	mamila (la)/pezón (el)/ tetilla (la) [♂]
BSG	VSG (velocidad (la) de sedimentación globular, eritrocitaria)
B-Symptomatik	sintomatología (la) B
Bülau-Drainage	drenaje (el) de Bülau
Bulbusmotilität	movilidad (la) del bulbo
Bulimie	bulimia (la)
Bursitis	bursitis (la)
Bypass-Operation	operatión (la) by-pass
Candida	cándida (la)
Chalazion	chalazión (el)
Chemotherapie	quimioterapia (la)
Chlamydien	clamidia (la)
Chloasma	cloasma (el)
Chlor	cloro (el)
Cholera	cólera (el)
Cholesterol	colesterol (el)
Cholezystitis	colecistitis (la)
Chorea/Veitstanz	corea (el)
Clearance	aclaramiento (el)
Cor pulmonale	cor (el) pulmonar
Creme	crema (la)
CRP (C-reaktives Protein)	CRP (proteína (la) c reactiva)
CTG (Wehenschreiber)	medidor (el) de contracciones
Cumarin	coumarina (la)
Damenbinde	compresa (la)
Darm, Dickdarm, Dünndarm	intestino (el), -delgado, -grueso
Darmbein	ilíaco (el)
Darmflora	flora (el) intestinal

Darmgeräusche	ruidos (los) abdominales
Datum	fecha (la)
Daumen	pulgar (el)
Defibrillator	desfibrilador (el)
degenerativ	degenerativo
dehydriert	deshidratado
Dekompensation	descompensación (la)
Dekubitus	decúbito (el)
Delir	delirio (el)
delirant	delirante
Demenz	demencia (la)
Denken	pensamiento (el)
Depersonalisation	despersonalización (la)
Depigmentierung	despigmentación (la)
Depression	depresión (la) [ECG]
depressiv	depresivo
Dermatitis	dermatitis (la)
Dermatologie	dermatología (la)
Dermis	dermis (la)
Desinfektion	desinfección (la)
desorientiert	desorientado
Diabetes	diabetes (la)
Diabetes mellitus	diabetes (la) mellitus
Diagnostik	diagnóstico (el)
Dialyse	diálisis (la)
Diaphorese	diaforesis (la)
Diastole	diástole (la)
Diät	dieta (la)
Differenzialblutbild	fórmula (la) diferencial leucocitaria
diffuse Weichteil-Infektion	celulitis (la)
Diphtherie	difteria (la)
Diplopie	diplopía (la)
Dislokation	dislocación (la)
Dissoziation	disociación (la)
Distension	distensión (la)
Diurese	diuresis (la)
Divertikulose	diverticulosis (la)
Doping	dopaje (el), dóping (el), dooping (el)
dorsal/Rücken-	dorsal (la)
Dosierung	posología (la)
Dosis [Überdosis; Initialdosis]	dosis (la)/toma (la) [excesiva; inicial]
Douglas-Raum	fondo (el) de Douglas
Down-Syndrom	síndrome (el) de Down
Drainage	drenaje (el)
Drogen	drogas (las)
Drogen-, Rauschgiftsucht	toxicomanía (la)
Druckschmerz	dolor (el) a la presión
Ductus arteriosus botalli	conducto (el) de Botal/-arterioso
Ductus choledochus	colédoco (el)
Duodenum	duodeno (el)
Durchfall	diarrea (la)
Durst	sed (la)
Dysarthrie	disartria (la)
Dysgenesie	disgenesia (la)
Dysphagie	disfagia (la)
Dysplasie	displasia (la)
Dyspnoe	disnea (la)
Dystonie	distonía (la)
Echokardiographie	ecocardiografía (el)
Efflorenszenzen	eflorescencias (las)
Effusion	efusión (la)
Eichel	glande (el)
Eierstock	ovario (el)
Eileiter	trompas (las) [de falopio]
Eileiterentzündung	salpingitis (la)
Eileiterunterbindung	ligamento (el) de las trompas
Einatmung	inspiración (la)
Einflussstauung	injurgitación (la)
eingipsen	enyesar
Einlauf	enema (el)/lavativa (la)
einnehmen, nehmen	tomar
einschienen	entablillar
Einverständniserklärung	declaración (la) de conformidad
Einziehung (Haut)	contracción (la) de la piel
Einziehungen	contracciones (las)/tirajes (los)
Einziehungen (bei Dyspnoe)	retracciones (las)
Einziehungen (Mammae)	retracciones (las)
Eis	hielo (el)
Eisen	hierro (el)
Eiter	mucosidad (la)
Eiterherd (pyogen)	productor (el) de pus
Eiterung	supuración (la)
Eizelle	óvulo (el)
EKG	electrocardiograma [ECG, EKG]
EKG-Gerät	aparato (el) de ECG
Eklampsie	eclampsia (la)
ektopisch	ectópico
Ekzem	eccema (el)/equimosis (la)

12

elektiv | electivo
Elektroenzephalogramm (EEG) | electroencefalograma (el) [EEG]
Elektrokoagulation | coagulación (la) eléctrica
Elle | cúbito (el)
Ellenbogen | codo (el)
Embolie | embolia (la)
Embryo | embrión (el)
Empfinden, Gefühl | sensación (la)
Empyem | empiema (el)
Endokarditis | endocarditis (la)
Endometriose | endometriosis (la)
Endoskopie | endoscopia (la)
Endosonographie | endosonografía (la)
Endotrachealtubus | tubo (el) endotraqueal
Enteritis | enteritis (la)
Entlassung | dar de/la alta/la salida
Entwicklung | desarrollo (el)
Entzug | privación (la)
Entzugssymptome | síntomas (los)[síndrome (el)] de abstinencia
Entzündung | inflamación (la)
Entzündung im kleinen Becken | enfermedad (la) inflamatoria de la pelvis
entzündungshemmend | antiflogótico
Entzündungszeichen | signos (los) flogóticos
Enuresis | enuresis (la)
Enzephalitis | encefalitis (la)
Enzyme | enzima (la)
Eosinophile | eosinófilo (el)
Epidemie | epidemia (la)
epidemiologisch | epidemiológico
Epidermis | epidermis (la)
Epiduralblutung | hemorragia (la) epidural
Epiglottitis | epiglotitis (la)
Epikanthus | epicanto (el)
Epilepsie | epilepsia (la)
Epithelkörperchen | paratiroideo (el)
Erbkrankheit | cromosomopatía (la)
erbrechen | vomitar
Erbrechen | vómitos (los)
ERCP | colangiopancreatografía (la)
Erektion | erección (la)
Erforschung | investigación (la)
Ergebnisse | resultados (los)

Erguss | efusión (la)
erhöhte Temperatur | alta (el) térmica
Erkältung | constipado (el)/resfriado (el)/catarro (el)
Erkrankung, aktuelle | enfermedad (la) actual
Erlaubnis, Genehmigung | permiso (el)
Ernst | serio
Erregung | excitación (la)
Erschöpfungszustand | cansancio (el) físico intenso
ersticken | axfisiarse/ahogarse por axfisia
ertrinken | ahogarse
Erysipel | erisipela (la)
Erythem | eritema (el)
Erythropoese | eritropoyesis (la)
Erythrozyten | eritrocitos (los)/glóbulos rojos (los)/hematíes (los)
Essstörung | trastorno (el) de la alimentación
Euphorie | euforia (la)
Eustachische Röhre | trompa (la) de Eustaquio
Eventeration | eventración (la)
Exanthem | exantema (el)
Exazerbation | exacerbación (la)
Exitus | exitus (el)
Exkoriazion | escoriación (la)
Exkremente | excrementos (los)/deposiciones (las)
Exophthalmus | exoftalmos (el)/proptosis (la)
Extraktion | extracción (la)
extrapyramidal | extrapiramidal
Extrasystole | extrasístole (el)
Extrauteringravidität | embarazo (el) ectópico
Extremitäten | extremidad (la)
Faden ziehen | sacar/quitar los puntos
Fallot-Tetralogie | Fallot/tetralogía (la) de Fallot
Faust | puño (el)
Fehlbildung | malformación (la) [genética]
Fehlbildungen | malformaciones (las)
Fehlgeburt | malparto (el)
Femur | fémur (el)
Ferse | talón (el)
Fertilität | fertilidad (la)
fetal | fetal
Fette | grasas (las)

feucht	mojado
Feuer	fuego (el)
Fibrinogen	fibrinógeno (el)
Fibrose, zystische	fibrosis (la) quística
Fieber	fiebre (la)/calentura (la)/pirexia (la)
Fieber, rheumatisches	fiebre (la) reumática
Fieberkurve	gráfica (la) de temperatura
fiebersenkend	antipirético (el)
Finger	dedo (el)
Finger, kleiner	dedo (el) meñique
Fingerabdruck	huellas (las)
Fingergelenke	articulaciones (las) de los dedos
Fingerling	dedil (el)
Fissur	fisura (la)
Fistel	fístula (la)
Fixateur externe	fijadores (los) externos
Flanke	flanco (el)
Flasche (Trink-)	biberón (el)
Fleck, Makula	mancha (la)/ronchas (las)
Flecken	manchas (las)
Flexion	flexión (la)
Flöhe	pulgas (las)
Foetor alcoholicus	aliento (el) etílico
Foetor ex ore	halitosis (la)
Folgeerscheinung	secuela (la)
Fontanelle	fontanela (la)
fortgeschritten	tardío
Fortpflanzung	procreación (la)
fötusschädigend	fetotóxico
Fraktur	fractura (la)
Fremdkörper	cuerpo (el) extraño
Fremdmaterial	material extraño
Frontallappen	lóbulo (el) frontal
Fruchtblase	bolsa (la) de las aguas
Fruchtwasser	líquido (el) amniótico
Früherkennung	diagnóstico (el) precoz
Frühgeborenes	prematuro (el) [niño (el)]
Frühgeburt	parto (el) prematuro
Frühstück	desayuno (el)
Fungizid	fungicida (el)
Furunkel	forúnculo (el)
Fuß	pie (el)
Fußknöchel	tobillo (el)

Fußpilz	tiña (la) podal/pie (el) de atleta
Fußrücken	dorso (el) del pie
Fußsohle	planta (la) del pie
Fußwurzelknochen	tarso (el)
Galaktorrhoe	galactorrea (la)
Galle	bilis (la)
Gallen(stein)kolik	cólico (el) hepático
Gallenblase	vesícula (la) biliar
Gallengangsystem	conducto (el) biliar
Gallenstein	cálculo (el) biliar
Gang, Schritt	paso (el)
Gangrän	gangrena (la)
Gardnerella vaginalis	gardnerella (la)
Gastritis	gastritis (la)
Gastroskopie	gastroscopia (la)
Gaumen	paladar (el)
gebären	dar a luz
Gebärmutter	útero (el), matriz (la)
Gebärmutterhals	cérvix (el) uteri/cuello (el) uterino
Gebärsaal	sala (la) de partos
Gebiss	dentadura (la)
Geburt	parto (el)
Geburtshilfe	obstetricia (la)
Gedächtnis	memoria (la)
gefährlich	peligroso
Gehirn	cerebro (el)
Gehirnblutung	derrame (el) cerebral
Gehirnerschütterung	conmoción (la) cerebral
Gehörgang, äußerer	conducto (el) auditivo
Gehörknöchelchen	huesillos (los) del oído
Gelbfieber	fiebre (la) amarilla
Gelbsucht/Ikterus	ictericia (la)
Gelenk	articulación (la)
Generaluntersuchung	chequeo (el)
Genesung	convalescencia (la)/recuperación (la)
Genitalien	genitales (los)
Geräusche	ruidos (los)
geriatrisch	geriátrico
Gerinnungsfaktoren	coagulación (la)
Gerstenkorn	orzuelo (el)
Geruch	olfato (el)
Gesamteiweiß	proteínas (las) totales
Gesäß	nalgas (las)/trasero (el) /posaderas (las)/asentaderas (las)

12

Deutsch	Spanisch
Geschlechts-	venéreo
Geschlechtskrankheit	enfermedad (la) venérea
Geschlechtsorgane	órganos (los) sexuales
Geschlechtsverkehr	relaciones (las) sexuales
Geschmack	gusto (el)
geschwollen	hinchado
Geschwulst, gutartig (bösartig)	tumor (el) benigno (maligno)
Gesicht	cara (la)
Gesichtsfeld	campo (el) visual
Gesichtshaut	tez (la) [de la cara]
Gewebe	tejido (el)
Gewebsstücke	carnosidad (la)
Gewebsuntergang	necrosis (la)
Gewicht	peso (el)
Gewichtsverlust	pérdida (la) de peso
Gicht	gota (la)
Giemen	gemidos (los)/silbidos (los) del pecho
Gift	veneno (el)
giftig	venenoso
Gips(verband)	yeso (el)/escayola (la)
Glaskörper	cuerpo (el) vítreo
glatt	liso
Glaukom	glaucoma (el)
gleich	igual
Gleichgewicht	equilibrio (el)
Glomerulonephritis	glomerulonefritis (la)
Glukose	glucosa (la)
Glukosurie	glucosuria (la)
Gluten	gluten (el)
Gonorrhoe	gonorrea (la)
Gramm	gramo (el)
gramnegativ	gramnegativo
grampositiv	grampositivo
Granulozytopenie	granulocitopenia (la)
Gräser (Allergie)	hierbas (las)
Grippe	gripe (la)/influenza (la)
Guedeltubus	tubo (el) de mayo
Gürtelrose	zoster (el)/herpes (el)/zona (la)
Gynäkologie	ginecología (la)
Haar	pelo (el)
Haarausfall	caída (la) del pelo
Hagelkorn	calacio (el)
Halluzination	alucinaciones (las)
Hals	cuello (el)
Halskrause	collarín (el)
Hals-Nasen-Ohren-Heilkunde	otorrinolaringología (la)
Halsschlagader	arteria (la) carótida
Halssteife	cuello (el) torcido
Halsvene	venas (las) yugulares
Haltung	postura (la)
Hämangiom	hemangioma (el)
Hämatemesis	hematemesis (la)
Hämatokrit	hematocrito (el)
Hämatom	hematoma (el)
Hämaturie	hematuria (la)
Hämoglobin	hemoglobina (la)
Hämolyse	hemólisis (la)
Hämophilie	hemofilia (la)
Hämorrhoiden	hemorroides (las)
hämatologisch	hematológico
Hand	mano (la)
Handgelenk	muñeca (la)
Handinnenfläche	palma (la) de la mano
Handlinien	lineas (las) de la mano
Handrücken	dorso (el) de la mano
Handwurzelknochen	carpo (el)
Harnleiter	uréter (el)
Harnröhre	uretra (la)
Harnsäure	ácido (el) úrico
Harnstoff	urea (la)
Harnträufeln	goteo (el) de orina
Harnverhalt	retención (la) urinaria
Harnwegsinfektion	infección (la) de orina
Haschisch	hachís (el)
Hausarzt	médico (el) de cabecera, -familia
Haut	piel (la)
Hautausschlag	erupción (la) cutánea/exantema/sarpullido
Hautbläschen	salpullido (el)
Hautnerven	nervios (los) cutáneos
Hauttransplantation	injerto (el) (de piel)
Hebamme	comadrona (la), partera (la)
Hebung (EKG)	elevación (la)
Heftpflaster	esparadrapo (el)
heiser	afónica
heiser	ronco
Heiserkeit	ronquera (la)
Helle/Klarheit	claridad (la)
Hemiparese	hemiparesia (la)

Hemiplegie	hemiplegia (la)
Hemmung	inhibición (la)
Heparin	heparina (la)
Hepatitis	hepatitis (la)
Hepatitistest	prueba (la) de hepatitis
hepatobiliär	hepatobiliar
Hepatomegalie	hepatomegalia (la)
Herd (Röntgen)	foco (el)
Hernie	hernia (la)
Heroin	heroína (la)
Herpes	herpes (el)
Herpes simplex, -zoster, -genitalis	herpes (el) simple, -zóster (el), -genitalis (el)
Herz	corazón (el)
Herzbeutel	pericardio (el)
Herzbeuteltamponade	tamponamiento (el) del pericardio
Herzerkrankung	enfermedad (la) del corazón
Herzfehler	defecto (el) cardíaco/ lesión (la) cardíaca
Herzfrequenz	frecuencia (la) cardíaca
Herzgeräusch	soplo (el) del corazón
Herzgrenzen	fronteras (las) [del corazón]
Herzinfarkt	ataque (el) cardíaco (infarto de miocardio, al corazón)/infarto (el) de miocardio
Herzinsuffizienz	insuficiencia (la) cardíaca
Herzkammer	ventrículo (el) del corazón
Herzkatheter	catéter (el) cardíaco
Herzklappe	válvula (la)cardíaca
Herzklopfen	palpitaciones (las)
Herzkontur	contorno (el) cardíaco
Herzkranzgefäße	arterias (las) coronarias
Herz-Kreislauf-System	sistema (el) cardiovascular
Herzrhythmusstörungen	arritmia (la) cardíaca
Herzschrittmacher	marcapasos (el)
herzspezifische Enzyme	enzimas (las) cardiacas/-del hígado
Herzspitzenstoß	latido (el) de la punta
Herzstillstand	paro (el) cardíaco
Herztöne	latidos (los) del corazón
Herztöne	tonos (los)
Herzversagen	fallo (el) cardíaco

Hexenschuss	lumbago (el)
Hilfe! (Notfall)	socorro (el)
Hilfsmittel	adyuvante (el)
Hilus	hilo (el)
Hinterkopf	occipucio (el)
Hirnhäute	meninges (las)
Hirnnerven	pares (los)craneales
Hirnrinde	corteza (la) cerebral
Hirnstamm	tronco (el) encefálico
histologisch	histológico
Hitzewallung	llamaradas (las) de calor
HIV	VIH
Höcker (Tuber)	tuberosidad (la)
Hoden	testículo (el)
Hodensack	escroto (el)/bolsa (la) escrotal
Homöostase	autorregulación (la) de un sistema biológico/homeostasis (la)
Hordeolum	hordeolum (el)
Hörgerät	aparato (el) para oír/ prótesis (la) auditiva
Hormone	hormonas (las)
Hornhaut	córnea (la)
Hörvermögen	audición (la)
Hüfte	cadera (la)
Humerus	húmero (el)
Humpeln	cojera (la)
Hunger	hambre (el)
husten	toser
Husten [bellender]	tos (la) [perruna]
[Husten-]Saft	jarabe (el) [para la tos]
Hydratation	hidratación (la)
Hydrozephalus	hidrocefalia (la)
hygienisch	higiénico
Hyperakusis	hiperacusia (la)
Hyperhidrosis	hiperhidrosis (la)
Hyperkaliämie	hipercaliemia (la)
Hyperkeratose	hiperqueratosis (la)
Hyperpigmentierung	hiperpigmentación (la)
Hyperplasie	hiperplasia (la)
Hyperthermie	hipertermia (la)
Hyperthyreoidismus	hipertiroidismo (el)
Hypertonie	hipertensión (la)/presión (la) alta
Hypertrophie	hipertrofia (la)
Hyperventilation	hiperventilación (la)
Hypochondrie	hipocondría (la)
Hypokaliämie	hipocaliemia (la)

12

hypophysär	hipofisario
Hypophyse	hipófisis (la)
Hypophysenstiel	tallo- (el)/pendículo (el) pituitario/la hipófisis
Hypotension	hipotensión (la)
hypothalamisch	hipotalámico
Hypothyreoidismus	hipotiroidismo (el)
Hypotonie	presión (la) baja
Hypoxie	hipoxia (la)
Hysterektomie	histerectomía (la)
isokor	isocórico
i. v.-Zugang	catéteres (los) intravasculares
iatrogen	yatrogeno
Ich-Störungen	pertubaciones (las) del „yo"
idiopathisch	idiopático
Ikterus	ictericia (la)
Ileitis	ileítis (la)
Ileus	íleo (el)/ileus (el)
immun	inmune
Immunglobuline (IgA, IgG, IgM)	inmunoglobulina (la) (IgA, IgG, IgM)
Immunität	inmunidad (la)
Immunsuppressivum	inmunosupresor (el)
Impfung	vacuna (la)
infaust	infausto/desfavorable
Infektion	infección (la)
Infektionsausbreitung	dispersión (la) de la infección
Infiltrat	infiltración (la)/infiltrado (el)
Influenza	influenza (la)
Inkubator	incubadora (la)
Innenohr	oído (el) interno
innerlich	interno
Innervation	inervación (la)
inoperabel	inoperable
Insektizid	insecticida (el)
Insolation	insolación (la)
Inspektion	inspección (la)
instabil	inestable, lábil
Instillation	instilación (la)
Insuffizienz	función (la) inadecuada/insuficiencia
Insulin	insulina (la)
Insult	insulto (el)
Intelligenz	inteligencia (la)
Intensivstation	cuidados (los) intensivos
Interaktion	interacción (la)
Intervall (EKG)	intervalo (el)
Intimpflege	ducha (la) vaginal

Intoleranz	intolerancia (la)
Intoxikation	intoxicación (la)
intramuskulär	intramuscular
intravenös	intravenoso
Intubation	intubación (la)
intubieren	intubar
Invagination	invaginación (la)/intususcepción (la)
Ischämie	isquemia (la)
Ischiasneuralgie	ciática (la)
isokor	isocórico
isolieren	aislar
Jejunum	yeyuno (el)
Jochbein	arco (el) cigomático
Jod	yodo (el)
Juckreiz	comezón (el)/escozor (el)/prurito (el)
Juckreiz	picazón (el)
Juckreiz	picores (los)
Jugendlicher	joven (el)
Kachexie	caquexia (la)
Kaiserschnitt	cesárea (la)/parto (el) por cesárea
Kalium	potasio (el)
Kälte	frío (el)
Kalzium	calcio (el)
Kammerflattern	aleteo (el) (auricular, ventricular)
Kammerflimmern	fibrilación (la) [auricular, ventricular]
Kanüle	cánula (la)
Kapsel	cápsulas (las)
Kardial	cardíaco
Karies	caries (la)
karzinogen	carcinogénico
Karzinom	carcinoma (el)
Katabolismus	catabolismo (el)
Katarakt	catarata (la)
Kaumuskeln	músculos (los) masticadores
Kehldeckel	epiglotis (la)
Kehlkopf	laringe (la)
Keloid	queloide (el)
Kernspintomographie (MRI)	imagenes (las) por resonancia magnética
Ketoazidose	cetoacidosis (la)
Keuchhusten/Pertussis	tos (la) ferina
Kiefer (Unter-, Ober)	quijada (la)
Kind	hijo (el) niño (el)
Kinderkrankheiten	enfermedades (las) de la infancia, -infantiles

12

Kinderlähmung	poliomielitis (la)
Kinn	mentón (el), barbilla (la)
Klappe	válvula (la)
Klebeband, -streifen	esperadrapo (el)
Kleinhirn	cerebelo (el)
Klopfschmerz	dolor (el) a la pega
Knie	rodilla (la)
Kniekehle	corva (la)
Kniescheibe	rótula (la)
Knöchelchen	osículo (el)
Knochen	hueso (el)
Knochenbruch	fractura (la)
Knochenerweichung	ablandamiento (el) de los huesos
Knochenmark	médula (la) ósea
Knoten (Haut)	nudo (el)
Knoten (Mammae)	nódulos (los)
Knoten (Nähen)	nudo (el)
Koagulation	coagulación (la)
Kochlea	caracol (el)
Kodein	codeína (la)
kognitiv	cognitivo
Kohlenhydrat	carbohidrato (el)
Kohlenstoff	carbono (el)
Koitus	coito (el)
Kolik	cólico (el)
Kolitis	colitis (la)
Kollaps	colapso (el)
Koloskopie	coloscopia (la)
Koma	coma (el)
komatös	comatoso
Kompartmentsyndrom	síndrome (el) compartimental
Komplex (EKG)	complejo (el)
Komplikation	complicación (la)
Kondom	condones (los)
Konjunktivitis	conjuntivitis (la)
Konsil	consejo (el)
Kontaktekzem	eccema (el) por contacto
Kontaktlinsen	lentes (las) de contacto/lentillas (las)
Kontamination	contaminación (la)
Kontraindikation	contraindicación (la)
Kontrastmittel	líquido (el) de pigmentación/contraste
Kontrastmittelaufnahme	medio (el) de contraste
Kontrastmitteleinlauf	enema (el) de contraste
Kontrolluntersuchung	reconocimiento (el) de control /chequeo

Koordination	coordinación (la)
Kopf	cabeza (la)
Kopfhaut	cuero (el) cabelludo
Kopfschmerz	cefalalgia (la)/dolor (el) de cabeza
Koronarangiographie	angiografia (la) coronaria
Koronararteriensklerose	arteriostenosis (la) coronaria
Körperflüssigkeit	humor (el)
Kortison	cortisona (la)
Kotsteine	coprolitos (los)
Koxalgie	coxalgia (la)
kraftlos	sin fuerza
Krähenfüße	patas (las) de gallo
Krampf	calambre (el)
Krampfadern	venas (las) varicosas/variz (la)
Krampfanfall	convulsión (la)
Krankengeschichte	historial (el) médico
Krankenhaus	hospital (el)
Krankenschwester	enfermera (la)
Krankenstation/-zimmer	enfermería (la)
Krankenversicherung	seguro (el) médico
Krankenversicherungskarte	cartilla (la) del seguro médico
Krankenwagen	ambulancia (la)
krankhaft	morboso
Krankheitsursache	causa (la) de enfermedad
Krankschreibung	dar de/la baja
Krätze	sarna (la)
kratzen	rascarse
Kratzwunde	rasguño (el)
Kreatinin	creatinina (la)
Kreatinkinase	creatinfosfocinasa (la)
Krebs	carcinoma (el)/cáncer (el)
Krebserkrankung	cáncer (el)
Kreißsaal	sala (la) de partos
Krepitation	crepitación (la)
Kreuzband	ligamento (el) cruzado
Kreuzbein	sacro (el)
Kribbeln	hormigueo (el)
Kriterium	criterio (el)
Krücken	muletas (las)
Krupp	Krupp (Crup) (el)
Kruste	costra (la)
kurzsichtig	miope
Kurzsichtigkeit	vista (la) corta/miopía

12

Kyphose	cifosis (la)
labil	lábil, inestable
Labor	laboratorio (el)
Lage (Geburt)	posición (la) fetal, presentación (la) cefálica, presentación (la) de nalgas
Lähmung [schlaff, spastisch]	parálisis (la)/paresia (la) [flácida, espástica]
Lanzette	lanceta (la)
Laparotomie	laparotomía (la)
Laryngoskop	laringoscopio (el)
Laserkoagulation	coagulación (la) laser
Latenzzeit	período (el) latente
Lauge	lejía (la)
Läuse	piojos (los)
Lavage	limpieza (la)
Lazeration, Einriss	laceración (la)
lebendig	vivo
Leber	hígado (el)
Leberenzyme	enzimas (las) del hígado
Leberfleck	lunar (el)
Leberwerte	prueba (la) de funciones hepáticas
Leberzirrhose	cirrosis (la) de hígado
leblos	carente de vida
Legasthenie	dislexia (la)
Leichenhalle	morgue (la)
leicht	ligero
Leiste	ingle (la)
Leistungsabfall	disminución (la) de rendimiento
Lendenwirbel	vértebra (la) lumbar
Leopold (Handgriffe)	maniobras (las) de Leopold
Lepra	lepra (la)
Lernbehinderung	retraso (el) mental
Leukämie	leucemia (la)
Leukozyten	leucocitos (los)
Libido	líbido (la)
Lichenifikation	liquenificación (la)
Lidocain	lidocaína (la)
Liege	camilla (la)
Ligamentum teres uteri	ligamento (el) teres úteri
Linksverschiebung	desviación (la) a la izquierda
Linse (Auge)	cristalino (el)
Lipid	lípido (el)
Lipom	lipoma (el)
Lipoprotein	lipoproteína (la)
Lippen	labios (los)

Lippen-Kiefer-Gaumenspalte	labio(el) leporino
Liquor cerebrospinalis	líquido (el) cefalorraquídeo
Liquoruntersuchung	examen (el) de líquido celalorraquídeo
livide, blassbläulich	lívido
Lochien	loquios (los)
Logorrhoe	logorrea (la)
Lokalanästhesie	anestesia (la) local
Lordose	lordosis (la)
Luftnot	falta (la) de aire
Luftröhre	tráquea (la)
Luftwege	vías (las) aéreas
Lumbago/Hexenschuss	lumbago (el)
Lumbalpunktion	punción (la) lumbar
Lunge	pulmón (el)
Lungenembolie	embolia (la) pulmonar
Lungenemphysem	enfisema (el) pulmonar
Lungengrenzen	fronteras (las) pulmonales
Lungenlappen	lóbulos (los) pulmonares
Lungenödem	edema (el) pulmonar
Lupus erythematodes	lupus (el) eritematoso
Luxation	luxación (la)
Lymphadenopathie	linfadenopatía (la)
Lymphangitis	linfangitis (la)
Lymphknoten	ganglios (los) linfáticos
Lymphknotenschwellung	„adenopatía (la); bubón (el)"
Lymphom	linfoma (el)
Lymphozyten	linfocitos (los)
lytisch	lítico
Magen	estómago (el)
Magen-Darm-Passage	transito (el) intestino
Magengrube	boca (la) del estómago/hueco (el) epigástrico
Magenkurvatur	curvatura (la) del estómago
Magensaft	jugo (el) gástrico
Magensonde legen	colocar sonda (la) nasogástrica/tubo (el) nasogástrico
Magenspülung	lavado (el) gástrico
Magenulkus	úlcera (la)
Magenverstimmung	indigestión (la)
Magnesium	magnesio (el)

Malabsorption	absorción (la) deficiente
Malaria/Tropenfieber	malaria (la)/paludismo (el)
Maldigestion	digestión (la) deficiente
Mammographie	mamografía (la)
Mangel (z. B. an Vitaminen, Eisen)	deficiencia (la)/déficit (p.ej. de vitaminas, hierro)
Mangelernährung	mala nutrición
Manie	manía (la)
Manifestation einer Krankheit	exteriorización (la) de una enfermedad
Masern	sarampión (el)
Massage	masage (el)
Mastodynie	mastodinia (la)
Mazeration	maceración (la)
Medikamente	medicamento (el)
Medikamentenanamnese	anamnesis (la) de medicamentos
Medulla oblongata	médula (la) oblongada
Melanom	melanoma (el)
Menarche	menarca (la)/menarquía (la)
Meningitis	meningitis (la)
Meningozele	meningocele (el)
Meniskus	menisco (el)
Menopause	menopausia (la)
Menorrhagie	menorragia (la)
Menstruation	menstruación (la)
Metastase	metástasis (la)
Metatarsus	metatarso (el)
Meteorismus	meteorismo (el)
Methadon	metadona (la)
Methrorrhagie	metrorragia (la)
Migräne	migrañas (las)/jaqueca (la)
Miktion	micción (la)
Milben	ácaros (los)
Milch	leche (la)
Milchpulver	leche (la) en polvo/polvos (los) lácteos
Milz	bazo (el)
Milzbrand	ántrax (el)
mischbar	miscible
Missbildung	deformación (la)
Missbrauch, sexueller	abuso (el) sexual
Misshandlung	malos tratos (los)
Mitralklappeninsuffizienz	insuficiencia (la) mitral
Mitralklappenstenose	estenosis (la) mitral
Mittelhand	metacarpo (el)
Mittelohr	oído (el) medio
Monitoring	monitorización (la)
Mononukleose, infektiöse	mononucleosis (la) infecciosa
Monozyten	monocitos (los)
Morphin-Ersatzmittel	morfinomimético (el)
Mukoviszidose/zystische Fibrose	fibrosis (la) quística
Multipara	multípara (la)
Multiple Sklerose	esclerosis (la) múltiple
Mumps	paperas (las)/parotiditis (la) epidémica
Mund	boca (la)
Mund-Rachen-Raum	orofaringe (la)
Muskel	músculo (el)
Muskeldystrophie	distrofia (la) muscular progresiva
Muskelfaserriss	rotura (la) de fibra muscular
Muskelrelaxans	miorrelajante (el)/relajante (el) muscular
Muskeltonus, niedriger	tono(el) muscular, hipotonía
Muskelüberdehnung	músculo (el) estirado
Muskelverspannung	espasmo (el) muscular
Muskelverspannung	rigidez (la) muscular
Mutterband, rundes	ligamento (el) redondo
Muttermal, Nävus	nevus (el)
Muttermund	cuello (el) de la matriz
Myelomeningozele	mielomeningocele (la)
Mykobakterium	micobacteria (la)
Mykose	micosis (la)
Myokarditis	miocarditis (la)
N. abducens	nervio (el) abducens, -motor ocular externo
N. accessorius	nervio (el) accesorio, -espinal
N. facialis	nervio (el) facial
N. glossopharyngeos	nervio (el) glosofaríngeo
N. hypoglossus	nervio (el) hipogloso
N. oculomotorius	nervio (el) oculomotor, – motor ocular común
N. olfactorius	nervio (el) olfatorio
N. opticus	nervio (el) óptico

12

N. trigeminus	nervio (el) trigémino
N. trochlearis	nervio (el) troclear, -patético
N. vagus	nervio (el) vago, -neumogástrico
N. vestibulocochlearis	nervio (el) vestibulo-coclear, – auditivo
Nabelschnur	cordón (el) umbilical
Nachmittagsimbiss	merienda (la)
Nachtdienst	turno (el) nocturno
Nachtschweiß	sudor (el) nocturno/sudoración (la)
Nachweis	detección (la)
Nacken	nuca (la)
Nadel	aguja (la)
Nagel	uñas (las)
Nahrung	comida (la)/nutrición (la)
Nahrungsmittel	alimentos (los)
Naht	sutura (la)
Naht/Fäden	puntadas (las)
Naht/Fäden	puntos (los)
Narbe	cicatriz (la)
Narkose	narcosis (la)
Narkoseeinleitung	iniciación (la) de la narcosis
Narkotikum	narcótico (el)
Nase	nariz (la)
Nasenbluten	epistaxis (la)/hemórragia (la) de nariz/sangrar por la nariz
Nasengänge	meatos (los) nasales
Nasenhöhle	fosa (la) nasal
Nasenlöcher	ventanas (las) de la nariz/agujeros (los) de la nariz
Nasen-Rachen-Entzündung	rinofaringitis (la)
Nasenscheidewand	tabique (el) nasal
Natrium	sodio (el)
Nävus	nevus (el)
Nebengeräusche	ruidos (los) respirata
Nebenhoden	epidídimo (el)
Nebennieren	cápsulas (las) supra-rrenales
Nebenwirkung	efecto (el) colateral
Nebenwirkungen, unerwünschte	efectos (los) adversos
Nekrose	necrosis (la)
Neoplasie	neoplasia (la)/tumoración (la)
nephrotoxisch	nefrotóxico
Nerv	nervio (el)
Nervenaustrittspunkte	puntos (los) de salida de los nervios

Nervenzusammenbruch	crisis (la) nerviosa
Nervosität	nerviosismo (el)
Netzhaut	retina (la)
Neugeborenes	recien nacido
Neuralgie	neuralgia (la)
Neurodermitis	neurodermitis (la)
Neuroleptika	neurolépticos (los)
Neuroleptikum	psicoléptico (el)/calmante(el) del sistema nervioso
Neurologie	neurología (la)
Neurose	neurosis (la)
Neutrophile	neutrofilos (los)
Niere	riñón (el)
Nierenbecken	pelvis (la) renal
Nierenkolik	cólico (el) renal
Nierenlager	fosa (la) renal
Nierenstein(e)	piedra (la) del riñon/nefrolitos (los)/cálculo (el) renal
Nierenversagen	insuficiencia (la) renal
Nitro-Spray	nitroglicerina (la)
Normabweichung	desviación (la) de la norma
normotensiv	normotenso
Notaufnahme	emergencia (la)
Notfall	urgencia (la)
Nüchternblutzuckerbestimmung	análisis (el) de azúcar en ayunas
Nullipara	nulípara (la)
Null-Linie	línea (la) 0
Nykturie	nicturia (la)
Nystagmus	nistagmo (el)
Oberlippenbart	bigote (el)
Oberschenkel	muslo (el)
Obstruktion	obstrucción (la)
Ödeme	edemas (los)
ohnmächtig werden	desmayarse
Ohr	oído (el)
Ohrensausen	zumbidos (los) en los oídos
Ohrenspiegelung	otoscopia (la)
Ohrläppchen	lóbulo (el) de la oreja
Ohrmuschel	pabellón (el) de la oreja
Okklusion	oclusión (la)
Omentum majus	epiplón (el)
OP, Operationssaal	quirófano (el)
Operation	operación (la), intervención (la) quirúrgica
operative Entfernung	extirpación (la) quirúrgica

operieren	operar
Orchitis	orquitis (la)
organisches Psycho-syndrom	psicosíndrome (el) orgánico
Orientierung	orientación (la)
Orthopädie	ortopedia (la)
Ösophagitis	esofagitis (la)
Osteomalazie	ablandamiento (el) de los huesos
Osteoporose	desmineralización (la) esquelética/osteoporosis (la)
Osteosynthese	osteosintesis (la)
Östrogen	estrógeno (el)
Otitis	otitis (la)
Ovarektomie	ovarectomía (la)
Pädiatrie	pediatría (la)
palliativ	paliativo (el)
Palpation	palpación (la)
Pankreas	páncreas (el)
Pankreatitis	pancreatitis (la)
Papanicolaou-Test	prueba (la) de PAP
Papel	tubérculo (el)
Parasiten	parásitos (los)
Parästhesie	parestesia (la)
Parenchym	parénquima (la)
Parkinson, Morbus	Parkinson (el)
Parkinson-Erkrankung	enfermedad (la) de Parkinson
Parodontose	parodontosis (la)
Parotis	glándula (la) parótida
Pathologie	patología (la)
Patientenvorstellung	presentación (la) del paciente
Penetration	penetración (la)
Penicillin	penicilina (la)
Penis	pene (el)
Penrose-Drainage	drenaje (el) de Penrose
per os	vía (la) oral/por boca (la)
Perforation	perforación (la)
Peridurale Anästhesie (PDA)	anestesia (la) epidural
Perikard	pericardio (el)
Perikarditis	pericarditis (la)
Perikardreiben	fricción (la) pericárdica
Periode	regla (la)
peripher	periférico
Peripheres Nervensystem (PNS)	sistema (el) nervioso periférico (SNP)
Peristaltik	peristalsis (la)
Peritoneallavage	lavado (el) peritoneal
Peritonealreizung	irritación (la) peritoneal
Peritoneum	peritoneo (el)
Perkussion	percusión (la)
Personalien	datos (los) personales
Persönlichkeitsstörung	alteración (la) de la personalidad
Persönlichkeitsstörung vom Borderline-Typ	trastorno (el) de la personalidad de tipo „Borderline"
Pessar	dispositivo (el) intrauterino
Pest	peste (la)
Petechien	petequias (las)
Pfeifen	silbidos (los)
Pfeiffer-Drüsenfieber	mononucleosis (la) infecciosa
Pflaster	parche (el)
Pflaster	tiritas (las)
Phänomen (Raynaud-Phänomen/Rebound-Phänomen)	fenómeno (el) (- de Raynaud/- de rebote)
Phimose	fimosis (la)
Phlebitis	flebitis (la)
Phlebographie	flebografía (la)
Phlegmone	flemón (el)
Phobie	fobia (la)
Phosphat	fosfato (el)
Phosphatase, alkalische (AP)	fosfatasa alcalina (F.A.)
Photophobie	fotofobia (la)
Photosensibiliät	fotosensibilidad (la)
Physiotherapie	fisioterapia (la)
Pickel	grano (el)
Pigmentierung	pigmentación (la)
Pille (Antikonzeptiva)	píldora (la)(anticonceptiva)
„Pille danach"	píldora (la) de después
Pilze	hongos (los)
Plaque	placa (la)
Plasma	plasma (el)
Plazenta	placenta (la)
Pleuraerguss	derrame (el) de pleura
Pleurareiben	fricción (la) pleural
Pleurodese	pleurodesis (la)
Plombe	empaste (el)
plötzlich	súbito
Pneumonie	pulmonía (la)/neumonía (la)
Pneumothorax (Spontan-)	neumotórax (el) (espontáneo)
Pocken	variola (la)/viruela (la)

12

Poliomyelitis	poliomielitis (la)
Pollen (Allergie)	polen (el)
Polyp	pólipo (el)
Polypen	pólipos (los) nasales
Polytrauma	politrauma (el)/trauma (el) multiple
Porphyrie	porfiria (la)
postmenopausal	posmenopáusico
postnatal	posnatal
postoperativ	postoperatorio (el)
Postprandial	posprandial
Präeklampsie	preeclampsia (la)
Präservativ	preservativos (los)
Prellung	contusión (la)
pressen (Geburt)	empujar
Probe	prueba (la)
Prognose	prognosis (la)/pronóstico (el)
Progredienz	agravamiento (el)
Prolaps	prolapso (el)
Prostata	próstata (la)
Prothese	miembro (el) artificial/prótesis (la)
Pseudokrupp	laringitis (la) subglótica/crup espasmódico o falso
Pseudotumor	seudotumor (el)
Psoriasis/Schuppenflechte	psoriasis (la)
Psychiatrie	psiquiatría (la)
Psychoanalyse	psicoanálisis (el)
Psychopharmaka	psicofármacos (los)
Psychose	psicosis (la)
Psychosyndrom, organisches	psicosíndrome organico
Psychotherapie	psicoterapia (la)
PTCA	angioplastia (la)
Ptose	ptisis (la)
Pubertät	pubertad (la)
Public Aid	ayuda (la) pública
Puder	polvos (los) de talco
Puls	pulso (el)
Pumpe	bomba (la)
Pupille	pupila (la)/niña (la) del ojo
Pupillenreflex	reflejos (los) de las pupilas
Pupillenweite	tamaño (el) de las pupilas
Pustel	pústula (la)
Pyelogramm	urografía (la)
Pyelographie	pielografía (la) intravenosa
Pyelonephritis (la)	pielonefritis (la)
Pylorus	píloro (el)
Pylorusstenose	estenosis (la) pilórica
Quaddel	habón (el)/urtica (la)
Querschnittslähmung	paraplejia (la) (por corte medular)
Quetschung	contusión (la)/magulladura
Quick	Quick [valor (el)]
Rachen	garganta (la)
Rachen, Pharynx	garganta (la), faringe (la)
Rachenentzündung	faringitis (la)
Rachitis	raquitismo (el)
Rasselgeräusche	estertor (el)
Rauch[inhalation]	humo (el) [inhalación de]
Raumforderung	proceso (el)
Reanimation	reanimación (la)/resucitación (la)
Reflex	reflejo (el)
Reflux, vesikoureteraler	reflujo (el), vesicuoloureteral (el)
Regenbogenhaut	iris (el)
Regurgitation	regurgitación (la)
Rektosigmoidoskopie	rectosigmoidoscopia (la)
Rektoskop	rectoscopio (el)
Rektum	recto (el)
Resektion	resección (la)
Resistenz	resistencia (la)
Restharnbestimmung	determinación (la) de la orina residual
Restless-Leg-Syndrom	piernas (las) inquietas
Retikulozyten	reticulocitos (los)
Retinoblastom	retinoblastoma (la)
Retroperitonealraum	espacio (el) retroperitoneal
Rezept	receta (la)
Rezidiv	recidiva (la)
rezidivfrei	sin retorno
Rhagade	fisura (la)
Rheuma	reuma (el)
Rheumatisches Fieber	fiebre (la) reumática
Rheumatismus	reumatismo (el)
Rhythmus	ritmo (el)
Rigor	rigor (el)
Ringknorpel	cartílago (el) cricoides
Rippe	costilla (la)
Rippenbogen	reborde (el) costal
Risikofaktor	factor (el) de riesgo
Riss	rotura (la)

Rollstuhl	silla (la) de ruedas
Röntgen	rayos (los) X
Röntgenbild	radiografía (la)/placa (la) radiográfica
Röteln	rubéola (la)
Rötung	enrojecimiento (el)/rubefacción (la)
Rücken	espalda (la)
Rückenmark	médula (la) dorsal/médula espinal
Rückfall	recaída (la)
Rückfluss	flujo (el) de retorno
Ruhe	descanso (el)
Ruhigstellung	inmovilización (la)
Ruhr	disentería (la)
Rumpf	tronco (el)
Rundherd	foco (el) redondo
Ruptur	rotura (la)
Saft	jarabe (el)
Sakroiliakalgelenk	articulación (la) sacroilíaca
Salbe	pomada (la)/crema (la)/ungüento (el)
Salizylatvergiftung	salicismo (el)
Salmonellose	salmonelosis (la)
Samenbläschen	vesícula (la) seminal
Samenerguss	eyaculación (la)
Samenleiter	conducto (el) deferente
Sarkoidose	sarcoidosis (la)
Sauerstoff	oxígeno (el)
Sauger (Babyflasche)	biberón (el)/ tetilla (la)
Säugling	lactante (el)
Schädel	cráneo (el)
Schädelbasis	base (la) del cráneo
Schädelbasisbruch	fractura (la) de la base del cráneo
Schädelhirntrauma (SHT)	traumatismo (el) cerebral
Schaden	daño (el)
Schallschatten	sombras (las) de ultrasonidos
Schambehaarung	vello (el) púbico
Schambein	pubis (el)
Schambeinfuge	sínfisis (la) púbica
Scharlach	escarlatina (la)
Schaum	espuma (la)
Scheitelbein	parietal (el)
Scheuerwunde	escoriación (la)/rozadura (la)
schielen	bizquear
Schielen	visión (la) bizca
Schienbein	tibia (la)
Schiene	férula (la)/tablilla (la)
Schilddrüse	glándula (la) tiroides
Schildknorpel	cartílago (el) tiroides
Schizophrenie	esquizofrenia (la)
Schlaf	sueño (el)
Schläfenbein	sien (la)
schlaff	laxo
Schlaffheit, Atonie	laxitud (la), atonía (la)
schlaflos	insomne/sin dormir
Schlafmittel	somnífero (el)/soporífico (el)
Schlaftablette	pastilla (la)/ píldora (la) para dormir
Schlaganfall	ataque (el) de apoplejía
Schlange	serpiente (la)
Schlauch	tubo (el)
schlechter	peor
Schleim	moco (el)/mucus (el)/pus (la)
Schleimhaut	mucosa (la)
Schließmuskel	esfínter (el)/músculo (el) de cierre
Schluckauf	hipo (el)
schlucken	tragar
Schlüsselbein	clavícula (la)
Schmalzpfropf/Ohrenschmalz	cera (la) del oído
Schmerz	dolor (el)
Schmerz, stechender	punzadas (las)
Schnappatmung	llanto (el)
Schnarchen	ronquido (el)
Schnittverletzung, -wunde	corte (el)/herida (la)
Schnittwunde	corte (el)/cortadura (la)/herida (la)
Schnuller	chupete (el)
Schnupfen	constipado (el)/resfriado (el)/catarro (el)
Schock	shock (el)
Schorf	costra (la)/escara (la)
Schramme	rasguño (el)
Schulangst, -phobie	fobia (la) escolar
Schulkind	escolar (el)
Schulter	hombro (el)
Schulterblatt	omóplato (el)
Schultergelenk	articulación (la) del hombro
Schuppenflechte	psoriasis (la)
Schuppung	escama (la)
Schürfwunde	excoriación (la)
Schusswunde	herida (la) de bala/proyectil

12

Schüttelfrost	escalofríos (los)
schützend, Schutz-	protector (el)
schwach	débil
Schwäche	debilidad (la)
schwanger	embarazada
Schwangerschaft	embarazo (el)/gestación (la)/gravidez (la)
Schwangerschafts-abbruch	interrupción (la) del embarazo /aborto (el)
Schwangerschafts-test	análisis (el)/prueba (la)/test (el) de embarazo
Schwangerschafts-vorsorge	cuidado (el) prenatal
Schweigepflicht, ärztliche	secreto (el) profesional médico
Schweiß	sudor (el)
Schwellung	hinchazón (la)/tumefacción (la)
schwer(gewichtig)	pesado
schwer, fulminant	severo
Schwerhörigkeit	hipoacusia (la)
Schwindel	mareo (el)/vértigo (el)
schwitzen	sudar
Sedativum	sedante (el)
Segmentkernige	segmentados (los)
Sehne	tendón (el)
Sehnenscheide	correderas (las) tendinosas
Sehnervscheibe	papila (la)
Sehvermögen	visión (la)
Seife	jabón (el)
Seitenband	ligamento (el) lateral
Seitenlage, stabile	posición (la) lateral de seguridad
Sekret	secreción (la)
Senilität	senilidad (la)
Senkung [EKG]	depresión (la) [ECG]
Sensibilität	sensibilidad (la)
Sepsis	sepsis (la)
Serum	suero (el)
Seuche	epidemia (la)
sexuell übertragbare Krankheiten (STD)	enfermedades (las) de transmisión sexual (ETS)
Shunt (rechts-links, links-rechts)	shunt (derecha-izquierda, izquierda-derecha)
Sichelzellen	células (las) falciformes
Sigma	sigma (el), colon (el) sigmoideo
Silikose	silicosis (la)
Sitzbein	isquion (el)
Skelett-	esquelético
Skleren(ikterus)	escleras (las) ictéricas
Skoliose	escoliosis (la)
Skotom	escotoma (el)
Skrotum	escroto (el)
Sodbrennen	ardor (el) de estómago/pirosis (la)
Sommersprossen	pecas (ls)
somnolent	somnoliento
Sonde	sonda (la)
Sonnenbrand	quemadura (la) de sol
Sonnenmilch	leche (la) solar
Sonographie	ecografía (la)
Sonographie	sonografía (la)
soporös	soporoso
Sozialarbeiter	trabajador (el) social
soziale Phobien	fobias (las) sociales
Sozialversicherung	seguridad (la) social
Spannung	tensión (la)
Spastik	espástica (la)
Spatel	espátula (la)
Speiche	radio (el)
Speichel	saliva (la)
Speichel (ugs.)	baba (la)
Speicheldrüse, sublingual, submandibular	glándula (la) sublingual, submaxilar
Speichelfluss	salivación (la)
Speiseröhre	esófago (el)
Spermizid	espermicida (el)
Spezialist, Facharzt	especialista (el)
spezifisch	específico
Sphinkter	esfínter (el) /músculo (el) de cierre
Sphinktertonus	tono (el) esfinteriano
Spiegel (Flüssig-keits-)	nivel (el)
Spinalanästhesie	raquianestesia (la)
Spinaliom	espinalioma (el)
Spirale	dispositivo (el) intra-uterino
Splenomegalie	esplenomegalia (la)
Sprache	idioma (el)
Spray	inhalador (el)
Spritze	jeringa (la)
Spritze (Injektion)	inyección (la)
Sprunggelenk	articulación (la) del tobillo
Spül-Saug-Drainage	irrigación (la) continua
Spurenelement	elemento (el) traza/oligoelemento (el)
Sputum	esputo (el)
Stabilisierung	estabilización (la)

Deutsch	Spanisch
Stabkernige	abastonados (los)
Standard (Röntgen-thorax)	standard (el) de tórax
Station	unidad (la) de asistencia
Status, neurologischer	estado (el) neurológico
Staub[-allergie]	polvo (el) [alergia (la) al polvo]
Staublunge	neumoconiosis (la)/silicosis (la)
STD (sexuell übertragbare Krankheiten)	enfermedades (las) de transmisión sexual
Steine [Gallen-, Nieren-]	calculos (los)/piedras (las) [en la vesícula/el riñon]
Steißbein	coxis (el)/cóccix (el)
Stenose	estenosis (la)
Sterilisation	esterilización (la)
Stich [Insekten-]	picadura (la) [de insectos]
Stiff neck	collarín (el)
stillen	lactar/amamantar/dar de mamar
Stillzeit	lactancia (la)
Stimmbänder	cuerdas (las) vocales
Stimmritze	glotis (la)
Stimmung	estado (el) de ánimo
Stirn	frente (la)
Stirnrunzeln	fruncimiento (el) de la frente
Störung	trastorno (el)
Störung, neurotische	neurótico, trastorno (el)
Störungen, trophische	alteraciones (las) tróficas
Stottern	tartamudez (la)/tartamudeo (el)
Strabismus	estrabismo (el)
Strahlentherapie	radioterapia (la)
Strecke [EKG]	espacio (el)/ tramo (el) [EKG]
Streifen [Zuckertest]	tiras (las) [test de azúcar]
Stress	estrés (el)
Stroma	estroma (el)
Strömungsgeräusche	ruidos (los) circulatorios
Struma/Kropf	bocio (el)
Studie/Versuch	ensayo (el)
Stuhl	excremento (el)
Stuhl/Fäzes (ugs.)	cacas (las)
Stuhlgang	defecación (la)
Stuhlkultur	cultivo (el) de la defecación
Stuhlprobe	muestra (la) de excremento/ de heces
Stuhluntersuchung	examen (el) de las heces
stumm	mudo
Stupor	estupor (el)
Subarachnoidalblutung	hemorragia (la) subaracnoidea
Subduralblutung	hemorragia (la) subdural
subkutan	hipodérmico/subcutáneo
Sudeck-Dystrophie	enfermedad (la) de Sudeck
Suizid	suicidio (el)
symptomfrei	asintomático
Synkope	síncope (el)
Syphilis	sífilis (la)
syphilitisch	sifilítico, luético
Systole	sístole (la)
Tabletten	pastillas (las)
Tachyarrhythmie	taquiarritmia (la)
Tachykardie	taquicardia (la)
Taille	cintura (la)
Tamponade	tapón (el)
tamponieren	taponar
Tampons	tampones (los)
taub	sordo
taub (eingeschlafen)	entumecido
Taubheit	sordera (la)
Taubheitsgefühl	entumecimiento (el)
Temperatur, erhöhte	febrícula (la)
teratogen	sustancias (las) teratógenas
Tetanie	tetania (la)
Tetanus	tetanos (el)
Tetraplegie	tetraplejia (la)
Thalamus	talamo (el)
Therapie	terapia (la)
Thorax	tórax (el)
Thrombinzeit	tiempo (el) de trombina
Thromboembolie	tromboembolismo (el)
Thromboplastinzeit, partielle	tiempo (el) de tromboplastina parcial (TTP)
Thrombose	trombosis (la)
Thromboseprophylaxe	profilaxis (la) de la trombosis
Thrombozyten	trombocitos (los)
Thrombus	trombo (el)
Thymus	timo (el)

12

Thyphus abdominalis	tifus (el) abdominal
TIA (transitorische ischämische Attacke)	ataque (el) de isquemia transitorio
Tierbisse	mordeduras (las)
TNM-Klassifikation	clasificación (la) TNM
tödlich	letal/mortal
Tollwut	rabia (la)
Tollwut-Impfung	vacuna (la) antirrábica
Tonsillen	amígdala (la)
Torticollis	tortícolis (la)
tot	muerto
Totenmesse	entierrro (el)/sepelio (el)
Toxoplasmose	toxoplasmosis (la)
Träne	lágrima (la)
Tränendrüse	glándula (la) lacrimal
Tranquilizer	tranquilizantes (los)
Transaminasenerhöhung	aumento (el) de las transaminasas
transkutan	a través de la piel/transcutáneo
Transplantation	transplante (el)
Trauma	trauma (el)
Traumatologie	traumatología (la)
Tremor	temblor (el)/tremor (el)
Trichomonas	tricomonas (las)
Triglyceride	triglicéridos (los)
Trinkschwäche	debilidad (la) para mamar
trocken	seco
Trommelfell	tímpano (el)
Tropfen	gotas (las)
Tropfen	gotas (las)
Tuberkulose	tuberculosis (la)/tisis (la)
Tumor	tumor (el)
Typhus	fiebre (la) tifoidea
Übelkeit	náuseas (las)
Überdosis	sobredosis (la)
Übergewicht	sobrepeso (el)
Übersetzer	traductor (el)
Übertragung, Transmission	transferencia (la)
Uhrglasnägel	uñas (las) de reloj
Ulkus	úlcera (la)
Ultraschall	ultrasonido (el)
Umfang	perímetro (el)
Umschlag, feuchter	envoltura (la) húmeda
Unempfindlichkeit	insensibilidad (la)
unerwartet	repentino
Unfall	accidente (el)
Unguis incarnatus	uñero (el)
Unreife	inmadurez (la)
Unterarm	antebrazo (el)
Unterernährung	desnutrición (la)
Unterschenkel	caña (la) de la pierna
Untersuchung	exploración (la)
Untersuchung [körperliche, rektal]	examen (el) [físico, rectal]
unwillkürlich	involuntario
Unwohlsein	malestar (el)
Urin	orina (la)
urinieren	orinar
Urinprobe	muestra (la) de orina
Urinsediment	sedimento (el) urinario
Urinstatus	examen (el) general de orina
Urintest	prueba (la) de orina
Urinuntersuchung	análisis (el) de orina
urogenital	genitourinario
Urogenitaltrakt	tracto (el) genitourinario
Urtikaria	urticaria (la)
Vagina	vagina (la)
Vaginaldusche	duchas (las) vaginales
Vaginalzäpfchen	supositorio (el) vaginal
Varizen	variz (la), varices (las)
Vasodilatation	dilatación (la) de los vasos sanguíneos
Vene	vena (la)
Venektomie	venografía (la)
Venenstauung	estancia (la) venosa
Venotomie	venotomía (la)
Veränderung	cambio (el)
Verband	vendaje (el)
Verbandsmaterial	vendajes (los)
Verbandswechsel	cambio (el) de vendaje
Verbrennung	quemadura (la)
Verdichtung	aumento (el) de la densidad
Vererbung	herencia (la)
Verfettung	esteatosis (la)
Vergewaltigung	violación (la)
Vergiftung	envenenamiento (el)/intoxicación (la)
Verhalten	comportamiento (el)
Verhaltensstörung	alteración (la) del comportamiento

12

Verhaltenstherapie	terapia (la) de conducta
Verhärtung	endurecimiento (el)
Verkalkung	calcificación (la)
Verletzung	lesión (la)
Vernachlässigung	abandono (el)/descuido (el)
Verrenkung	luxación (la)
Verschattung	ensombrecimiento (el)
Verschiebung/Verlagerung	desplazamiento (el)
Verschlechterung	empeoramiento (el)
Verschluss	cierre (el)
Verschlusskrankheit, arterielle (AVK)	enfermedad (la) oclusiva arterial
verschreiben	prescribir, recetar
Versicherungskarte	tarjeta (la) del seguro médico
Verstauchung	distorsión (la)/esguince (el)/torcedura (la)
Verstopfung	tener estreñimiento
Verteilung	distribución (la)
Verträglichkeit	tolerancia (la)
Verwandte	parientes (los)
Visus	visus (el)
Vollbart	barba (la) cerrada
Volumensubstitution	líquidos (los) intravenosos
Vorhaut	prepucio (el)/pliegue (el) que cubre el pene
Vorhofflattern	aleteo (el) [auricular]
Vorhofflimmern	fibrilación (la) [auricular]
Vorsorge	prevención (la)
Vorsorgeuntersuchung	observación (la) preventiva
vorübergehend	pasajero
Vulva	vulva (la)
Waage	báscula (la)
Wachstum	crecimiento (el)
Wade	pantorrilla (la)
Wadenbein	peroné (el)
wahnhaft	paranoico
Wahrnehmung	percepción (la)
Wange	mejilla (la)
Wanzen	chinches (las)
Warze	verruga (la)
Wasserlassen (Brennen)	ardor (el) al orinar
Wattestäbchen	bastoncillo (el)
Wehen	contracciones (las)
Wehenmittel	oxitócico (el)
Weichteil-Infektion	celulitis (la)
Weinen	llorar
Weisheitszahn	muela (la) del juicio
weitsichtig	hipermétrope
Welle (EKG)	onda (la)
Wiederbelebung	reanimación (la) cardiopulmonar [RCP]
Wimpern	pestaña (la)
Windeln	pañales (los)
Windpocken	varicela (la)
Wirbel	vértebra (la)
Wirbelsäule	columna vertebral (la)/espina (la) dorsal
Wochenbett	puerperio (el)
Wunde	herida (la)
Wunde, offene	llaga (la)
Wundversorgung	curación (la) de la herida
Wurm	lombriz (la)
Zahn	diente (el)
Zahnarzt	dentista (el)
Zahnbelag/Zahnstein	sarro (el)
Zahnfleisch	encías (las)/ mucosa (la) gingival
Zahnschmelz	esmalte (el) dental
Zahnstein	sarro (el)
Zahnzement	cemento (el) dental
Zange	pinza (la)
Zäpfchen	supositorio (el)
Zecke	garrapata (la)
Zehen	dedos (los) del pie
Zeigefinger	dedo (el) índice/ índice (el)
Zellulitis	celulitis (la)
Zentrales Nervensystem (ZNS)	sistema (el) nervioso central (SNC)
zerebrospinal	cerebrospinal
Zerrung	desgarre (el)/distensión (la)
Zeugungsfähigkeit	capacidad (la) sexual
ziehen (Zahn)	extraer
Zirkulation	circulación (la)
Zirrhose	cirrosis (la)
Zunge	lengua (la)
Zungenbein	hueso (el) hioides
zurückkehren	regresar
Zusammenstoß	choque (el)
Zwangsstörung	trastorno (el) obsesivo
Zwangssymptome	síntomas (los) de obsesión

12

Zwerchfell	diafragma (el)	Zyste	quiste (el)
Zwerchfellsinus	seno (el) costal	Zytoskopie	citoscopia (la)
Zwillinge	gemelos (los)	Zytostatikum	citostático (el)
Zyanose	cianosis (la)	zytostatisch	citostático

Spanisch – Deutsch

Spanisch	Deutsch
a través de la piel/ transcutáneo	transkutan
abandono (el)/descuido (el)	Vernachlässigung
abastonados (los)	Stabkernige
ABC (el) de la reanimación	ABC-Schema
abdomen (el)	Abdomen
abdomen (el) crítico/síndrome (el) de dolor abdominal	Abdomen, akutes
aberrante	abweichend
ablandamiento (el) de los huesos	Knochenerweichung
ablandamiento (el) de los huesos	Osteomalazie
abocamiento (el)/ anastomosis (la)	Anastomose
aborto (el)	Abort
absceso (el)	Abszess
absorción (la) deficiente	Malabsorption
abstinencia (la)	Abstinenz
abuso (el) sexual	Missbrauch, sexueller
acantosis (la)	Akanthose
ácaros (los)	Milben
acatisia (la)	Akathisie
accidente (el)	Unfall
aceleración (la) [p.e. de la frecuencia cardíaca]	Beschleunigung [z. B. der Herzfrequenz]
ácido (el) úrico	Harnsäure
aclaramiento (el)	Aufhellung
aclaramiento (el)	Clearance
acné (el)	Akne
acoso (el) sexual	Belästigung, sexuelle
acrocianosis (la)	Akrozyanose
„adenopatía (la); bubón (el)"	Lymphknotenschwellung
adicción (la)/dependencia (la)	Abhängigkeit
adrenalina (la)	Adrenalin
adyuvante (el)	Hilfsmittel
aerobio	aerob
aerosol (el)	Aerosol
afasia (la)	Aphasie
afónica	heiser
agitación (la)	Agitiertheit
agorafobia (la)/claustrofobia (la)	Agoraphobie/Klaustrophobie
agranulocitosis (la)	Agranulozytose
agravamiento (el)	Progredienz
aguja (la)	Nadel
ahogarse	ertrinken
aislar	isolieren
albúmina (la)	Albumin
alcalosis (la)	Alkalose
alcoholismo (el)	Alkoholismus
alergia (la)	Allergie
alérgico	allergisch
aleteo (el) (auricular, ventricular)	Kammerflattern
aleteo (el) [auricular]	Vorhofflattern
algodón (el)	Baumwolle
aliento (el) etílico	Foetor alcoholicus
alimentos (los)	Nahrungsmittel
alopecia (la)	Alopezie
alta (el) térmica	erhöhte Temperatur
alteración (la) de la personalidad	Persönlichkeitsstörung
alteración (la) del comportamiento	Verhaltensstörung
alteraciones (las) psíquicas	Alterationen, psychische
alteraciones (las) tróficas	Störungen, trophische
alucinaciones (las)	Halluzination
Alzheimer (el)	Alzheimer, Morbus
ambulancia (la)	Krankenwagen
ameba (la)	Amöbe
amebiasis (la)	Amöbenruhr
amígdala (la)	Tonsillen
amigdalitis (la)/angina (la)	Angina
amilasa (la)	Amylase
amnesia (la)	Amnesie
amnios (los)	Amnion
ampolla (la)	Ampulle
ampolla (la)	Blase
ampolla (la), vejiga (la)/ampollita (la), vejigita (la)	Blase, Bläschen
amputación (la)	Amputation
anafiláctico (el)	anaphylaktisch
analgésico (el)	Analgetikum
análisis (el)	Analyse/Untersuchung
análisis (el) de azúcar en ayunas	Nüchternblutzuckerbestimmung

12

análisis (el) de la orina	Urinuntersuchung
análisis (el) de la sangre	Blutanalyse/Blutuntersuchung
análisis (el)/prueba (la) de alergia	Allergietest
análisis (el)/prueba (la)/test (el) de embarazo	Schwangerschaftstest
anamnesis (la)	Anamnese
anamnesis (la) de medicamentos	Medikamentenanamnese
anemia (la)	Anämie
anestesia (la)	Anästhesie
anestesia (la) epidural	Peridurale Anästhesie (PDA)
anestesia (la) local	Lokalanästhesie
aneurisma (el)	Aneurysma
anfetaminas (las)	Amphetamine
angina (la) de pecho	Angina pectoris
angiografía (la)	Angiographie
angiografia (la) coronaria	Koronarangiographie
angioplastia (la)	PTCA
ano (el)	Anus
ano (el)/orificio (el) de salida del intestino	After, Darmausgang
anorexia (la)	Anorexie
anosmia (la)	Anosmie
ansiedad (la)	Angst, Beklemmung
ansiolítico (el)	anxiolytisch/angstlösend
antagonista	Antagonist
antebrazo (el)	Unterarm
antiácidos (los)	Antazida
antiarrítmico	Antiarrhythmikum
antibióticos (los)	Antibiotika
anticoagulación (la)	Antikoagulation
anticonceptivo (el)	Antikonzeptiva
anticuerpo (el)	Antikörper
antidepresivo (el)	Antidepressivum
antidepresivos (los)	Antidepressiva
antiemético (el)	Antiemetikum
antiepilépticos (los)	Antiepileptika
antiflogótico	entzündungshemmend
antígeno (el)	Antigen
antipirético (el)	Antipyretikum
antipirético (el)	fiebersenkend
antisepsia (la)	Antisepsis
antitrombina (la) III	Antithrombin III
antiviral (el)	antiviral
ántrax (el)	Milzbrand
anuria (la)	Anurie
anus (el) praeter	Anus praeter
aparato (el) de ECG	EKG-Gerät
aparato (el) para oír/prótesis (la) auditiva	Hörgerät
apatía (la)	Apathie
apéndice (el)	Appendix
apendicitis (la)	Appendizitis
apendicitis (la)	Blinddarmentzündung
APGAR	APGAR
aplicación (la)	Anwendung/Verabreichung
apnea (la)	Apnoe
apoplejía (la)	Apoplex
aquinesia (la)	Akinesie
árbol (el) bronquial	Bronchialbaum
arco (el) cigomático	Jochbein
ardor (el) al orinar	Wasserlassen (Brennen)
ardor (el) de estómago/pirosis (la)	Sodbrennen
arritmia (la)	Arrhythmie
arritmia (la) cardíaca	Herzrhythmusstörungen
arteria (la) carótida	Halsschlagader
arterias (las) coronarias	Herzkranzgefäße
arteriosclerosis (la)	Arteriosklerose
arteriostenosis (la) coronaria	Koronararteriensklerose
articulación (la)	Gelenk
articulación (la) del hombro	Schultergelenk
articulación (la) del tobillo	Sprunggelenk
articulación (la) sacroilíaca	Sakroiliakalgelenk
articulaciones (las) de los dedos	Fingergelenke
artritis (la)	Arthritis
artroscopia (la)	Arthroskopie
ascites (la)	Aszites
asepsia (la)	Asepsis
asesoramiento (el) genético	Beratung, genetische
asfixia (la)	Asphyxie
asintomático	symptomfrei
asma (el) [ataque de]	Asthma [-attacke]
aspiración (la)	Aspiration
aspirador (el)	Absauger
aspirinas (las)	Aspirin

astigmatismo (el)	Astigmatismus
ataque (el)	Anfall
ataque (el) cardíaco (infarto de miocardio, al corazón)/infarto (el) de miocardio	Herzinfarkt
ataque (el) convulsivo, epiléptico	Anfall, epileptischer
ataque (el) de apoplejía	Schlaganfall
ataque (el) de isquemia transitorio	TIA (transitorische ischämische Attacke)
ataxia (la)	Ataxie
aterosclerosis (la)	Atherosklerose
atopia (la)	Atopie
atrofia (la)	Atrophie
atropina (la)	Atropin
audición (la)	Hörvermögen
aumento (el) de la densidad	Verdichtung
aumento (el) de las transaminasas	Transaminasenerhöhung
auscultación (la)	Auskultation
ausencia (la)	Absence
autismo (el)	Autismus
autopsia (la)	Autopsie
autorregulación (la) de un sistema biológico/homeostasis (la)	Homöostase
axfisiarse/ahogarse por axfisia	ersticken
ayuda (la) pública	Public Aid
baba (la)	Speichel (ugs.)
bacilo (el)	Bazillus
bacterias (las)	Bakterien
bacteriostático	bakteriostatisch
barba (la) cerrada	Vollbart
barriga (la), tripa (la)	Bauch
basalioma (el)	Basaliom
báscula (la)	Waage
base (la) del craneo	Schädelbasis
basófilos (los)	Basophile
bastoncillo (el)	Wattestäbchen
bazo (el)	Milz
bebé (el)	Baby
betabloqueador (el)	Betablocker
betamimético	Betamimetikum
biberón (el)	Flasche (Trink-)
biberón (el)/ tetilla (la)	Sauger (Babyflasche)
bicarbonato (el)	Bikarbonat
bigote (el)	Oberlippenbart

bilirrubina (la)	Bilirubin
bilis (la)	Galle
biopsia (la)	Biopsie
bizquear	schielen
blefaritis (la)	Augenlidentzündung
bloqueo (el) de rama	AV-Block
boca (la)	Mund
boca (la) del estómago/hueco (el) epigástrico	Magengrube
bocio (el)	Struma/Kropf
bolsa (la) [autohinchable]/ambú (el)	Beatmungsbeutel
bolsa (la) de las aguas	Fruchtblase
bomba (la)	Pumpe
Botalli, Ductus	Botalli, Ductus
botulismo (el)	Botulismus
bradicardia (la)	Bradykardie
brazo (el)	Arm
broncodilatación (la)	Bronchodilatation
broncoespasmo (el)	Bronchospasmus
bronconeumonía (la)	Bronchopneumonie
broncoscopia (la)	Bronchoskopie
bronquio (el)	Bronchus
bronquitis (la)	Bronchitis
bulimia (la)	Bulimie
bursitis (la)	Bursitis
cabestrillo (el)	Armschlinge
cabeza (la)	Kopf
cacas (las)	Stuhl/Fäzes (ugs.)
cadera (la)	Hüfte
caída (la) del pelo	Haarausfall
caja (la) torácica	Brustkorb
calacio (el)	Hagelkorn
calambre (el)	Krampf
calcificación (la)	Verkalkung
calcio (el)	Kalzium
cálculo (el) biliar	Gallenstein
calculos (los)/piedras (las) [en la vesícula/el riñon]	Steine [Gallen-, Nieren-]
calmante (el)	Beruhigungsmittel
cambio (el)	Veränderung
cambio (el) de vendaje	Verbandswechsel
camilla (la)	Liege
campo (el) visual	Gesichtsfeld
caña (la) de la pierna	Unterschenkel
canalizar	Braunüle legen

12

cáncer (el)	Krebserkrankung
cándida (la)	Candida
cansancio (el) físico intenso	Erschöpfungszustand
cánula (la)	Kanüle
capacidad (la) sexual	Zeugungsfähigkeit
capacidad (la) vital	Atemkapazität
cápsulas (las)	Kapsel
cápsulas (las) suprarrenales	Nebennieren
caquexia (la)	Kachexie
cara (la)	Gesicht
caracol (el)	Kochlea
carbohidrato (el)	Kohlenhydrat
carbono (el)	Kohlenstoff
carcinogénico	karzinogen
carcinoma (el)	Karzinom
carcinoma (el)/cáncer (el)	Krebs
cardíaco	Kardial
carente de vida	leblos
caries (la)	Karies
carnosidad (la)	Gewebsstücke
carpo (el)	Handwurzelknochen
cartílago (el) cricoides	Ringknorpel
cartílago (el) tiroides	Schildknorpel
cartilla (la) del seguro médico	Krankenversicherungskarte
catabolismo (el)	Katabolismus
catarata (la)	Katarakt
catéter (el) cardíaco	Herzkatheter
catéteres (los) de aspiración	Absaugkatheter
catéteres (los) intravasculares	i. v.-Zugang
cateterización (la) en globo	Ballonkatheterisierung
causa (la) de un enfermedad	Krankheitsursache
cavidad (la) abdominal	Bauchhöhle
cefalalgia (la)/dolor (el) de cabeza	Kopfschmerz
ceguera (la)	Blindheit
ceja (la)	Augenbraue
células (las) falciformes	Sichelzellen
celulitis (la)	diffuse Weichteil-Infektion
celulitis (la)	Weichteil-Infektion
celulitis (la)	Zellulitis
cemento (el) dental	Zahnzement
cera (la) del oído	Schmalzpfropf/Ohrenschmalz
cerebelo (el)	Kleinhirn
cerebro (el)	Gehirn
cerebrospinal	zerebrospinal
cérvix (el) uteri/cuello (el) uterino	Gebärmutterhals
cesárea (la)/parto (el) por cesárea	Kaiserschnitt
cetoacidosis (la)	Ketoazidose
chalazión (el)	Chalazion
chequeo (el)	Generaluntersuchung
chichón (el)/ tolondro (el)	Beule
chinches (las)	Wanzen
choque (el)	Zusammenstoß
chupete (el)	Schnuller
cianosis (la)	Zyanose
ciática (la)	Ischiasneuralgie
cicatriz (la)	Narbe
ciego	blind
cierre (el)	Verschluss
cifosis (la)	Kyphose
cintura (la)	Taille
circulación (la)	Zirkulation
cirrosis (la)	Zirrhose
cirrosis (la) de hígado	Leberzirrhose
cistitis (la)	Blasenentzündung
citoscopia (la)	Zytoskopie
citostático	zytostatisch
citostático (el)	Zytostatikum
clamidia (la)	Chlamydien
claridad (la)	Helle/Klarheit
clasificación (la) TNM	TNM-Klassifikation
clavícula (la)	Schlüsselbein
cloasma (el)	Chloasma
cloro (el)	Chlor
coagulación (la)	Gerinnungsfaktoren
coagulación (la)	Koagulation
coagulación (la) eléctrica	Elektrokoagulation
coagulación (la) laser	Laserkoagulation
coágulos (los)	Blutgerinnsel
codeína (la)	Kodein
codo (el)	Ellenbogen
cognitivo	kognitiv
coito (el)	Koitus
cojera (la)	Humpeln
colangiopancreatografía (la)	ERCP

colapso (el)	Kollaps
colecistitis (la)	Cholezystitis
colédoco (el)	Ductus choledochus
cólera (el)	Cholera
colesterol (el)	Cholesterol
cólico (el)	Kolik
cólico (el) hepático	Gallen(stein)kolik
cólico (el) renal	Nierenkolik
colitis (la)	Kolitis
collarín (el)	Halskrause
collarín (el)	Stiff neck
colocar sonda (la) nasogástrica/tubo (el) nasogástrico	Magensonde legen
coloscopia (la)	Koloskopie
columna vertebral (la)/espina (la) dorsal	Wirbelsäule
coma (el)	Koma
comadrona (la), partera (la)	Hebamme
comatoso	komatös
comezón (el)/escozor (el)/prurito (el)	Juckreiz
comida (la)/nutrición (la)	Nahrung
complejo (el)	Komplex (EKG)
complicación (la)	Komplikation
comportamiento (el)	Verhalten
compresa (la)	Damenbinde
concepción (la)	Auffassung
condones (los)	Kondom
conducto (el) auditivo	Gehörgang, äußerer
conducto (el) biliar	Gallengangsystem
conducto (el) de Botal/-arterioso	Ductus arteriosus botalli
conducto (el) deferente	Samenleiter
conductos (los) semicirculares	Bogengänge (Innenohr)
congénito/innato	angeboren
conjuntiva (la)	Bindehaut
conjuntivitis (la)	Bindehautentzündung
conjuntivitis (la)	Konjunktivitis
conmoción (la) cerebral	Gehirnerschütterung
conocimiento (el)/consciencia (la)	Bewusstsein
consejo (el)	Konsil
conserva (la) de sangre	Blutkonserve
constipado (el)/resfriado (el)/catarro (el)	Erkältung
constipado (el)/resfriado (el)/catarro (el)	Schnupfen
contagiosa	ansteckend
contaminación (la)	Kontamination
contorno (el) cardíaco	Herzkontur
contracción (la) de la piel	Einziehung (Haut)
contracciones (las)	Wehen
contracciones (las)/tirajes (los)	Einziehungen
contraindicación (la)	Kontraindikation
contusión (la)	Prellung
contusión (la)/magulladura	Quetschung
convalescencia (la)/recuperación (la)	Genesung
convulsión (la)	Krampfanfall
coordinación (la)	Koordination
coprolitos (los)	Kotsteine
cor (el) pulmonar	Cor pulmonale
corazón (el)	Herz
cordón (el) umbilical	Nabelschnur
corea (el)	Chorea/Veitstanz
córnea (la)	Hornhaut
correderas (las) tendinosas	Sehnenscheide
corte (el)/cortadura (la)/herida (la)	Schnittwunde
corte (el)/herida (la)	Schnittverletzung, -wunde
corteza (la) cerebral	Hirnrinde
cortisona (la)	Kortison
corva (la)	Kniekehle
costilla (la)	Rippe
costra (la)	Kruste
costra (la)/escara (la)	Schorf
coumarina (la)	Cumarin
coxalgia (la)	Koxalgie
coxis (el)/cóccix (el)	Steißbein
cráneo (el)	Schädel
creatinfosfocinasa (la)	Kreatinkinase
creatinina (la)	Kreatinin
crecimiento (el)	Wachstum
crema (la)	Creme
crepitación (la)	Krepitation
crisis (la) nerviosa	Nervenzusammenbruch

cristalino (el)	Linse (Auge)
criterio (el)	Kriterium
cromosomopatía (la)	Erbkrankheit
CRP (proteína (la) c reactiva)	CRP (C-reaktives Protein)
cuadro (el) hemático/hemograma (el)	Blutbild
cuándo lo necesite/si lo necesita/si es necesario	bei Bedarf
cúbito (el)	Elle
cuello (el)	Hals
cuello (el) de la matriz	Muttermund
cuello (el) torcido	Halssteife
cuerdas (las) vocales	Stimmbänder
cuero (el) cabelludo	Kopfhaut
cuerpo (el) calloso	Balken
cuerpo (el) extraño	Fremdkörper
cuerpo (el) vítreo	Glaskörper
cuertaje (el)	Auskratzung
cuidado (el) prenatal	Schwangerschaftsvorsorge
cuidados (los) intensivos	Intensivstation
cultivo (el) de la defecación	Stuhlkultur
cultivo (el) sanguíneo	Blutkultur
curación (la) de la herida	Wundversorgung
curvatura (la) del estómago	Magenkurvatur
daño (el)	Schaden
dar a luz	gebären
dar de/la alta/salida	Entlassung
dar de/la baja	Krankschreibung
datos (los) personales	Personalien
débil	schwach
debilidad (la)	Schwäche
debilidad (la) para mamar	Trinkschwäche
declaración (la) de conformidad	Einverständniserklärung
decúbito (el)	Dekubitus
dedil (el)	Fingerling
dedo (el)	Finger
dedo (el) índice/índice (el)	Zeigefinger
dedo (el) meñique	Finger, kleiner
dedos (los) del pie	Zehen
defecación (la)	Stuhlgang
defecto (el) cardíaco/lesión (la) cardíaca	Herzfehler
defensa (la)muscular	Abwehrspannung
deficiencia (la)/déficit (p.ej. de vitaminas, hierro)	Mangel (z. B. an Vitaminen, Eisen)
deformación (la)	Missbildung
degenerativo	degenerativ
delirante	delirant
delirio (el)	Delir
demencia (la)	Demenz
dentadura (la)	Gebiss
dentista (el)	Zahnarzt
depresión (la) [ECG]	Depression
depresión (la) [ECG]	Senkung [EKG]
depresivo	depressiv
derivación (la)	Ableitung (EKG)
dermatitis (la)	Dermatitis
dermatología (la)	Dermatologie
dermis (la)	Dermis
derrame (el) cerebral	Gehirnblutung
derrame (el) de pleura	Pleuraerguss
derrame (el)/moratón (el)	Bluterguss
desarrollo (el)	Entwicklung
desayuno (el)	Frühstück
descanso (el)	Ruhe
descompensación (la)	Dekompensation
desencajamiento (el)	Auskugeln
desfibrilador (el)	Defibrillator
desgarre (el)/distensión (la)	Zerrung
deshidratado	dehydriert
desinfección (la)	Desinfektion
desmayarse	ohnmächtig werden
desmineralización (la) esquelética/osteoporosis (la)	Osteoporose
desnutrición (la)	Unterernährung
desorientado	desorientiert
despersonalización (la)	Depersonalisation
despigmentación (la)	Depigmentierung
desplazamiento (el)	Verschiebung/Verlagerung
destetamiento (el)	Abstillen

desvanecido, -a, inconsciente	bewusstlos
desviación (la) a la izquierda	Linksverschiebung
desviación (la) de la norma	Normabweichung
detección (la)	Nachweis
determinación (la) de la orina residual	Restharnbestimmung
diabetes (la)	Diabetes
diabetes (la) mellitus	Diabetes mellitus
diaforesis (la)	Diaphorese
diafragma (el)	Zwerchfell
diagnóstico (el)	Diagnostik
diagnóstico (el) precoz	Früherkennung
diálisis (la)	Dialyse
diarrea (la)	Durchfall
diástole (la)	Diastole
diente (el)	Zahn
dieta (la)	Diät
dificultad (la) de la respiración	Atembeschwerden
dificultad (la) de los movimientos	Bewegungseinschränkung
difteria (la)	Diphtherie
digestión (la) deficiente	Maldigestion
dilatación (la) de los vasos sanguíneos	Vasodilatation
diluir la sangre	Blutverdünnung
diplopía (la)	Diplopie
disartria (la)	Dysarthrie
disco (el) intervertebral	Bandscheibe
disentería (la)	Ruhr
disfagia (la)	Dysphagie
disgenesia (la)	Dysgenesie
dislexia (la)	Legasthenie
dislocación (la)	Dislokation
disminución (la) de rendimiento	Leistungsabfall
disnea (la)	Dyspnoe
disociación (la)	Dissoziation
dispersión (la) de la infección	Infektionsausbreitung
displasia (la)	Dysplasie
dispositivo (el) intrauterino	Pessar
dispositivo (el) intrauterino	Spirale
distensión (la)	Distension
distonía (la)	Dystonie
distorsión (la)/esguince (el)/torcedura (la)	Verstauchung
distribución (la)	Verteilung
distrofia (la) muscular progresiva	Muskeldystrophie
diuresis (la)	Diurese
diverticulosis (la)	Divertikulose
dolor (el)	Schmerz
dolor (el) a la pega	Klopfschmerz
dolor (el) a la presión	Druckschmerz
dopaje (el), dóping (el), dooping (el)	Doping
dorsal (la)	dorsal/Rücken-
dorso (el) de la mano	Handrücken
dorso (el) del pie	Fußrücken
dosis (la) [excesiva; inicial]	Dosis [Überdosis; Initialdosis]
dosis (la)/toma (la)	Dosis
drenaje (el)	Drainage
drenaje (el) de Bülau	Bülau-Drainage
drenaje (el) de Penrose	Penrose-Drainage
drogas (las)	Drogen
ducha (la) vaginal	Intimpflege
duchas (las) vaginales	Vaginaldusche
duodeno (el)	Duodenum
eccema (el) por contacto	Kontaktekzem
eccema (el)/equimosis (la)	Ekzem
eclampsia (la)	Eklampsie
ecocardiografía (el)	Echokardiographie
ecografía (la)	Sonographie
ectópico	ektopisch
edema (el) pulmonar	Lungenödem
edemas (los)	Ödeme
efecto (el) colateral	Nebenwirkung
efectos (los) adversos	Nebenwirkungen, unerwünschte
eflorescencias (las)	Effloreszenzen
efusión (la)	Effusion
efusión (la)	Erguss
electivo	elektiv
electrocardiograma [ECG, EKG]	EKG
electroencefalograma (el) [EEG]	Elektroenzephalogramm (EEG)
elemento (el) traza/oligoelemento (el)	Spurenelement

12

elevación (la)	Hebung (EKG)
embarazada	schwanger
embarazo (el) ectópico	Extrauteringravidität
embarazo (el)/gestación (la)/gravidez (la)	Schwangerschaft
embolia (la)	Embolie
embolia (la) pulmonar	Lungenembolie
embrión (el)	Embryo
emergencia (la)	Notaufnahme
empaste (el)	Plombe
empeoramiento (el)	Verschlechterung
empiema (el)	Empyem
empujar	pressen (Geburt)
en equilibrio	ausgewogen
encefalitis (la)	Enzephalitis
encías (las)/ mucosa (la) gingival	Zahnfleisch
endocarditis (la)	Endokarditis
endometriosis (la)	Endometriose
endoscopia (la)	Endoskopie
endosonografía (la)	Endosonographie
endurecimiento (el)	Verhärtung
enema (el) de contraste	Kontrastmitteleinlauf
enema (el)/lavativa (la)	Einlauf
enfermedad (la) actual	Erkrankung, aktuelle
enfermedad (la) autoinmune	Autoimmunerkrankung
enfermedad (la) contagiosa	ansteckende Krankheit
enfermedad (la) de Parkinson	Parkinson-Erkrankung
enfermedad (la) de Sudeck	Sudeck-Dystrophie
enfermedad (la) del corazón	Herzerkrankung
enfermedad (la) inflamatoria de la pelvis	Entzündung im kleinen Becken
enfermedad (la) oclusiva arterial	arterielle Verschlusskrankheit (AVK)
enfermedad (la) oclusiva arterial	Verschlusskrankheit, arterielle (AVK)
enfermedad (la) profesional	Berufskrankheit
enfermedad (la) venérea	Geschlechtskrankheit
enfermedades (las) de la infancia, -infantiles	Kinderkrankheiten
enfermedades (las) de transmisión sexual	STD (sexuell übertragbare Krankheiten)
enfermedades (las) de transmisión sexual (ETS)	sexuell übertragbare Krankheiten (STD)
enfermera (la)	Krankenschwester
enfermería (la)	Krankenstation/-zimmer
enfisema 8el) pulmonar	Lungenemphysem
enflaquecimiento (el)	Abmagerung
enojo (el) emocional	Belastung, psychische
enrojecimiento (el)/rubefacción (la)	Rötung
ensayo (el)	Studie/Versuch
ensombrecimiento (el)	Verschattung
entablillar	einschienen
enteritis (la)	Enteritis
enterramiento (el)	Begräbnis
entierrro (el)/sepelio (el)	Totenmesse
entumecido	taub (eingeschlafen)
entumecimiento (el)	Taubheitsgefühl
enuresis (la)	Enuresis
envenenamiento (el)/intoxicación (la)	Vergiftung
envoltura (la) húmeda	Umschlag, feuchter
enyesar	eingipsen
enzima (la)	Enzyme
enzimas (las) cardiacas/-del hígado	herzspezifische Enzyme
enzimas (las) del hígado	Leberenzyme
eosinófilo (el)	Eosinophile
epicanto (el)	Epikanthus
epidemia (la)	Epidemie
epidemia (la)	Seuche
epidemiológico	epidemiologisch
epidermis (la)	Epidermis
epidídimo (el)	Nebenhoden
epiglotis (la)	Kehldeckel
epiglotitis (la)	Epiglottitis
epilepsia (la)	Epilepsie
epiplón (el)	Omentum majus
epistaxis (la)/hemorragia (la) de nariz/sangrar por la nariz	Nasenbluten
equilibrio (el)	Gleichgewicht
equipamiento (el)	Ausrüstung

erección (la)	Erektion
erisipela (la)	Erysipel
eritema (el)	Erythem
eritrocitos (los)/glóbulos rojos (los)/hematíes (los)	Erythrozyten
eritropoyesis (la)	Erythropoese
erupción (la)	Ausschlag
erupción (la) cutánea/exantema/sarpullido	Hautausschlag
escalofríos (los)	Schüttelfrost
escama (la)	Schuppung
escarlatina (la)	Scharlach
escleras (las) ictéricas	Skleren(ikterus)
esclerosis (la) múltiple	Multiple Sklerose
escolar (el)	Schulkind
escoliosis (la)	Skoliose
escoriación (la)	Exkoriazion
escoriación (la)/rozadura (la)	Scheuerwunde
escotoma (el)	Skotom
escroto (el)	Skrotum
escroto (el)/bolsa (la) escrotal	Hodensack
esfínter (el) /músculo (el) de cierre	Sphinkter
esfínter (el)/músculo (el) de cierre	Schließmuskel
esmalte (el) dental	Zahnschmelz
esofagitis (la)	Ösophagitis
esófago (el)	Speiseröhre
espacio (el) retroperitoneal	Retroperitonealraum
espacio (el)/ tramo (el) [EKG]	Strecke [EKG]
espalda (la)	Rücken
esparadrapo (el)	Heftpflaster
espasmo (el) muscular	Muskelverspannung
espástica (la)	Spastik
espátula (la)	Spatel
especialista (el)	Spezialist, Facharzt
específico	spezifisch
esperadrapo (el)	Klebeband, -streifen
espermicida (el)	Spermizid
espinalioma (el)	Spinaliom
esplenomegalia (la)	Splenomegalie
espuma (la)	Schaum
esputo (el)	Sputum
esquelético	Skelett-
esquizofrenia (la)	Schizophrenie
estabilización (la)	Stabilisierung
estado (el) de ánimo	Stimmung
estado (el) neurológico	Status, neurologischer
estado(el) de consciencia	Bewusstseinslage
estancia (la) venosa	Venenstauung
estar borracho	betrunken
esteatosis (la)	Verfettung
estenosis (la)	Stenose
estenosis (la) de la válvula aórtica	Aortenklappenstenose
estenosis (la) mitral	Mitralklappenstenose
estenosis (la) pilórica	Pylorusstenose
esterilización (la)	Sterilisation
esternón (el)	Brustbein
estertor (el)	Rasselgeräusche
estómago (el)	Magen
estrabismo (el)	Strabismus
estrés (el)	Stress
estrógeno (el)	Östrogen
estroma (el)	Stroma
estupor (el)	Stupor
etiología (la)	Ätiologie
euforia (la)	Euphorie
evaluación (la)	Begutachtung (Konsil)
eventración (la)	Eventeration
exacerbación (la)	Exazerbation
examen (el) [físico, rectal]	Untersuchung [körperliche, rektal]
examen (el) de las heces	Stuhluntersuchung
examen (el) de líquido celalorraquídeo	Liquoruntersuchung
examen (el) general de orina	Urinstatus
exantema (el)	Exanthem
excitación (la)	Erregung
excoriación (la)	Schürfwunde
excreción (la)/eliminación (la)	Ausscheidung
excremento (el)	Stuhl
excrementos (los)/deposiciones (las)	Exkremente
exhalar	ausatmen
exitus (el)	Exitus
exoftalmos (el)/proptosis (la)	Exophthalmus
exploración (la)	Untersuchung
exteriorización (la) de una enfermedad	Manifestation einer Krankheit

12

extirpación (la) quirúrgica	operative Entfernung	fleboextractor (el)/flebectomía (la)	Babcock-Sonde
extracción (la)	Extraktion	flebografía (la)	Phlebographie
extraer	ziehen (Zahn)	flema (la)	Auswurf
extrapiramidal	extrapyramidal	flemón (el)	Phlegmone
extrasístole (el)	Extrasystole	flexión (la)	Flexion
extremidad (la)	Extremitäten	flora (la) intestinal	Darmflora
eyaculación (la)	Samenerguss	flujo (el)	Ausfluss
factor (el) de riesgo	Risikofaktor	flujo (el) de retorno	Rückfluss
fallo (el) cardíaco	Herzversagen	fobia (la)	Phobie
Fallot/tetralogía (la) de Fallot	Fallot-Tetralogie	fobia (la) escolar	Schulangst, -phobie
falta (la) de aire	Luftnot	fobias (las) sociales	soziale Phobien
faringitis (la)	Rachenentzündung	foco (el)	Herd (Röntgen)
farmacéutico (el)	Apotheker	foco (el) redondo	Rundherd
fármaco (el)	Arzneimittel	fondo (el) de Douglas	Douglas-Raum
febrícula (la)	Temperatur, erhöhte	fondo (el) del ojo	Augenhintergrund
fecha (la)	Datum	fontanela (la)	Fontanelle
fecundación (la)	Befruchtung	fórmula (la) diferencial leucocitaria	Differenzialblutbild
fémur (el)	Femur	fórmula (la) infantil/papillas (las)	Babynahrung
fenómeno (el) (- de Raynaud/- de rebote)	Phänomen (Raynaud-Phänomen/Rebound-Phänomen)	forúnculo (el)	Furunkel
fertilidad (la)	Fertilität	fosa (la) nasal	Nasenhöhle
férula (la)/tablilla (la)	Schiene	fosa (la) renal	Nierenlager
fetal	fetal	fosfatasa alcalina (F.A.)	Phosphatase, alkalische (AP)
fetotóxico	fötusschädigend	fosfato (el)	Phosphat
fibrilación (la) [auricular, ventricular]	Kammerflimmern	fotofobia (la)	Photophobie
fibrilación (la) [auricular]	Vorhofflimmern	fotosensibilidad (la)	Photosensibiliät
fibrinógeno (el)	Fibrinogen	fractura (la)	Fraktur
fibrosis (la) quística	Fibrose, zystische	fractura (la)	Knochenbruch
fibrosis (la) quística	Mukoviszidose/zystische Fibrose	fractura (la) de la base del cráneo	Schädelbasisbruch
fiebre (la) amarilla	Gelbfieber	frecuencia (la)	Herzfrequenz
fiebre (la) reumática	Fieber, rheumatisches	frente (la)	Stirn
fiebre (la) reumática	Rheumatisches Fieber	fricción (la) pericárdica	Perikardreiben
fiebre (la) tifoidea	Typhus	fricción (la) pleural	Pleurareiben
fiebre (la)/calentura (la)/pirexia (la)	Fieber	frío (el)	Kälte
fijadores (los) externos	Fixateur externe	fronteras (las) [del corazón]	Herzgrenzen
fimosis (la)	Phimose	fronteras (las) pulmonales	Lungengrenzen
fisioterapia (la)	Physiotherapie	frotis (la)/muestra (la)	Abstrich
fístula (la)	Fistel	fruncimiento (el) de la frente	Stirnrunzeln
fisura (la)	Fissur	fuego (el)	Feuer
fisura (la)	Rhagade	función (la) inadecuada/insuficiencia	Insuffizienz
flanco (el)	Flanke	fungicida (el)	Fungizid
flato (el)	Blähung	gafas (las)	Brille
flebitis (la)	Phlebitis	galactorrea (la)	Galaktorrhoe

ganas (las) de vomitar	Brechreiz
ganglios (los) basales	Basalganglien
ganglios (los) linfáticos	Lymphknoten
gangrena (la)	Gangrän
gardnerella (la)	Gardnerella vaginalis
garganta (la)	Rachen
garganta (la), faringe (la)	Rachen, Pharynx
garrapata (la)	Zecke
gases (los)	Blähungen
gasolina (la)	Benzin
gasometría (la)	Blutgasanalyse
gastritis (la)	Gastritis
gastroscopia (la)	Gastroskopie
gemelos (los)	Zwillinge
gemidos (los)/silbidos (los) del pecho	Giemen
genitales (los)	Genitalien
genitourinario	urogenital
geriátrico	geriatrisch
ginecología (la)	Gynäkologie
glande (el)	Eichel
glándula (la) lacrimal	Tränendrüse
glándula (la) mamaria/mama (la)	Brustdrüse
glándula (la) parótida	Parotis
glándula (la) sublingual, submaxilar	Speicheldrüse, sublingual, submandibular
glándula (la) tiroides	Schilddrüse
glaucoma (el)	Glaukom
globo (el) ocular	Augapfel
glóbulos (los) rojos/eritrocitos (los)	Blutkörperchen, rote
glomerulonefritis (la)	Glomerulonephritis
glotis (la)	Stimmritze
glucosa (la)	Glukose
glucosuria (la)	Glukosurie
gluten (el)	Gluten
gonorrea (la)	Gonorrhoe
gorgoteo (el) en el vientre	Borborygmus/Darmkullern
gota (la)	Gicht
gotas (las)	Tropfen
gotas (las)	Tropfen
goteo (el) de orina	Harnträufeln
gráfica (la) de temperatura	Fieberkurve
gramnegativo (el)	gramnegativ
gramo (el)	Gramm
grampositivo (el)	grampositiv
grano (el)	Pickel
granulocitopenia (la)	Granulozytopenie
grasas (las)	Fette
gripe (la)/influenza (la)	Grippe
grupo (el) sanguíneo	Blutgruppen
gusto (el)	Geschmack
habón (el)/urtica (la)	Quaddel
hachís (el)	Haschisch
halitosis (la)	Foetor ex ore
hambre (el)	Hunger
hemangioma (el)	Hämangiom
hematemesis (la)	Hämatemesis
hematocrito (el)	Hämatokrit
hematológico	hämtologisch
hematoma (el)	Hämatom
hematuria (la)	Hämaturie
hemiparesia (la)	Hemiparese
hemiplegia (la)	Hemiplegie
hemocultivo (el)	Blutkultur
hemofilia (la)	Hämophilie
hemoglobina (la)	Hämoglobin
hemólisis (el)	Hämolyse
hemorragia (la)	Blutung
hemorragia (la) epidural	Epiduralblutung
hemorragia (la) subaracnoidea	Subarachnoidalblutung
hemorragia (la) subdural	Subduralblutung
hemorroides (las)	Hämorrhoiden
heparina (la)	Heparin
hepatitis (la)	Hepatitis
hepatobiliar	hepatobiliär
hepatomegalia (la)	Hepatomegalie
herencia (la)	Vererbung
herida (la)	Wunde
herida (la) de bala/proyectil	Schusswunde
herida (la) por mordedura	Bisswunde
hernia (la)	Hernie
heroína (la)	Heroin
herpes (el)	Herpes
herpes (el) simple, -zoster, -genitalis (el)	Herpes simplex, -zoster, -genitalis
hidratación (la)	Hydratation

12

hidrocefalia (la)	Hydrozephalus
hielo (el)	Eis
hierbas (las)	Gräser (Allergie)
hierro (el)	Eisen
hígado (el)	Leber
higiénico	hygienisch
hijo (el)	Kind
hilo (el)	Hilus
hinchado	geschwollen
hinchazón (la)/tumefacción (la)	Schwellung
hiperacusia (la)	Hyperakusis
hipercaliemia (la)	Hyperkaliämie
hiperhidrosis (la)	Hyperhidrosis
hipermétrope	weitsichtig
hiperpigmentación (la)	Hyperpigmentierung
hiperplasia (la)	Hyperplasie
hiperqueratosis (la)	Hyperkeratose
hipertensión (la)	Bluthochdruck
hipertensión (la)/presión (la) alta	Hypertonie
hipertermia (la)	Hyperthermie
hipertiroidismo (el)	Hyperthyreoidismus
hipertrofia (la)	Hypertrophie
hiperventilación (la)	Hyperventilation
hipo (el)	Schluckauf
hipoacusia (la)	Schwerhörigkeit
hipocaliemia (la)	Hypokaliämie
hipocondría (la)	Hypochondrie
hipodérmico/subcutáneo	subkutan
hipofisario	hypophysär
hipófisis (la)	Hypophyse
hipotalámico	hypothalamisch
hipotensión (la)	Hypotension
hipotiroidismo (el)	Hypothyreoidismus
hipoxia (la)	Hypoxie
histerectomía (la)	Hysterektomie
histológico	histologisch
historial (el) médico	Krankengeschichte
hombro (el)	Schulter
hongos (los)	Pilze
hora de acostarse	Bettzeit/Schlafenszeit
hordeolum (el)	Hordeolum
hormigueo (el)	Kribbeln
hormonas (las)	Hormone
hospital (el)	Krankenhaus
hospitalización (la)	Aufnahme
huellas (las)	Fingerabdruck
huesillos (los) del oído	Gehörknöchelchen
hueso (el)	Knochen .

hueso (el) hioides	Zungenbein
húmero (el)	Humerus
humo (el) [inhalación de]	Rauch[inhalation]
humor (el)	Körperflüssigkeit
ictericia (la)	Gelbsucht/Ikterus
ictericia (la)	Ikterus
idioma (el)	Sprache
idiopático	idiopathisch
igual	gleich
ileítis (la)	Ileitis
ileo (el)	Ileus
ilíaco (el)	Darmbein
imagenes (las) por resonancia magnética	Kernspintomographie (MRI)
incubadora (la)	Inkubator
indigestión (la)	Magenverstimmung
inervación (la)	Innervation
inestable, lábil	instabil
infausto/desfavorable	infaust
infección (la)	Infektion
infección (la) de orina	Harnwegsinfektion
infiltración (la)/infiltrado (el)	Infiltrat
inflamación (la)	Entzündung
influenza (la)	Influenza
ingle (la)	Leiste
inhalador (el)	Spray
inhibición (la)	Hemmung
iniciación (la) de la narcosis	Narkoseeinleitung
injerto (el) (de piel)	Hauttransplantation
injurgitación (la)	Einflussstauung
inmadurez (la)	Unreife
inmovilización (la)	Ruhigstellung
inmune	immun
inmunidad (la)	Immunität
inmunoglobulina (la) (IgA, IgG, IgM)	Immunglobuline (IgA, IgG, IgM)
inmunosupresor (el)	Immunsuppressivum
inoperable	inoperabel
insecticida (el)	Insektizid
insensibilidad (la)	Unempfindlichkeit
insolación (la)	Insolation
insomne/sin dormir	schlaflos
inspección (la)	Inspektion
inspiración (la)	Einatmung
instilación (la)	Instillation
insuficiencia (la) cardíaca	Herzinsuffizienz

insuficiencia (la) de la válvula aórtica	Aortenklappeninsuffizienz
insuficiencia (la) mitral	Mitralklappeninsuffizienz
insuficiencia (la) renal	Nierenversagen
insulina (la)	Insulin
insulto (el)	Insult
inteligencia (la)	Intelligenz
interacción (la)	Interaktion
internar	aufnehmen
interno	innerlich
interrupción (la) del embarazo /aborto (el)	Schwangerschaftsabbruch
intervalo (el)	Intervall (EKG)
intestino (el), -delgado, -grueso	Darm, Dickdarm, Dünndarm
intolerancia (la)	Intoleranz
intoxicación (la)	Intoxikation
intramuscular	intramuskulär
intravenoso	intravenös
intubación (la)	Intubation
intubar	intubieren
invaginación (la)/intususcepción (la)	Invagination
investigación (la)	Erforschung
involuntario	unwillkürlich
inyección (la)	Spritze (Injektion)
inyección (la) rápida	Bolusinjektion
iris (el)	Regenbogenhaut
irregular, que difiere de lo normal	anomal, abnormal
irrigación (la) continua	Spül-Saug-Drainage
irritación (la) peritoneal	Peritonealreizung
isocórica	isokor
isquemia (la)	Ischämie
isquion (el)	Sitzbein
jabón (el)	Seife
jarabe (el)	Saft
jarabe (el) [para la tos]	[Husten-]Saft
jeringa (la)	Spritze
joven (el)	Jugendlicher
jugo (el) gástrico	Magensaft
Krupp (Crup) (el)	Krupp
lábil, inestable	labil
labio(el) leporino	Lippen-Kiefer-Gaumenspalte
labios (los)	Lippen
laboratorio (el)	Labor
laceración (la)	Lazeration, Einriss
lactancia (la)	Stillzeit
lactante (el)	Säugling
lactar/amamantar/ dar de mamar	stillen
lágrima (la)	Träne
lanceta (la)	Lanzette
laparotomía (la)	Laparotomie
laringe (la)	Kehlkopf
laringitis (la) subglótica/crup espasmódico o falso	Pseudokrupp
laringoscopio (el)	Laryngoskop
latido (el) de la punta	Herzspitzenstoß
latidos (los) del corazón	Herztöne
lavado (el) gastrico	Magenspülung
lavado (el) peritoneal	Peritoneallavage
laxantes (los)/purgante (el)	Abführmittel
laxitud (la), atonía (la)	Schlaffheit, Atonie
laxo	schlaff
leche (la)	Milch
leche (la) en polvo/ polvos (los) lácteos	Milchpulver
leche (la) solar	Sonnenmilch
lejía (la)	Lauge
lengua (la)	Zunge
lentes (las)de contacto/lentillas (las)	Kontaktlinsen
lepra (la)	Lepra
lesión (la)	Verletzung
letal/mortal	tödlich
leucemia (la)	Leukämie
leucocitos (los)	Leukozyten
líbido (la)	Libido
lidocaína (la)	Lidocain
ligamento (el) cruzado	Kreuzband
ligamento (el) de las trompas	Eileiterunterbindung
ligamento (el) lateral	Seitenband
ligamento (el) redondo	Mutterband, rundes
ligamento (el) teres úteri	Ligamentum teres uteri
ligero	leicht
limpieza (la)	Lavage
linea (la) 0	Null-Linie
lineas (las) de la mano	Handlinien

12

Spanisch	Deutsch
linfadenopatía (la)	Lymphadenopathie
linfangitis (la)	Lymphangitis
linfocitos (los)	Lymphozyten
linfoma (el)	Lymphom
lípido (el)	Lipid
lipoma (el)	Lipom
lipoproteína (la)	Lipoprotein
liquenificación (la)	Lichenifikation
líquido (el) amniótico	Fruchtwasser
líquido (el) cefalorraquídeo	Liquor cerebrospinalis
líquido (el) de pigmentación/contraste	Kontrastmittel
líquidos (los) intravenosos	Volumensubstitution
liso	glatt
lítico	lytisch
livido	livide, blassbläulich
llaga (la)	Wunde, offene
llamaradas (las) de calor	Hitzewallung
llanto (el)	Schnappatmung
llave (la) de doble/tres vía(s)	2-/3-Wege-Hahn
llorar	Weinen
lóbulo (el) de la oreja	Ohrläppchen
lóbulo (el) frontal	Frontallappen
lóbulos (los) pulmonares	Lungenlappen
locura (la) de desdoblamiento	Bewusstseinsspaltung
logorrea (la)	Logorrhoe
lombriz (la)	Wurm
loquios (los)	Lochien
lordosis (la)	Lordose
lumbago (el)	Hexenschuss
lumbago (el)	Lumbago/Hexenschuss
lunar (el)	Leberfleck
lupus (el) eritematoso	Lupus erythematodes
luxación (la)	Luxation
luxación (la)	Verrenkung
maceración (la)	Mazeration
magnesio (el)	Magnesium
mala nutrición	Mangelernährung
malaria (la)/paludismo (el)	Malaria/Tropenfieber
malestar (el)	Unwohlsein
malformación (la) [genética]	Fehlbildung
malformaciones (las)	Fehlbildungen
maligno/nocivo	bösartig
malos tratos (los)	Misshandlung
malparto (el)	Fehlgeburt
mamila (la)/pezón (el)/ tetilla (la) [♂]	Brustwarze
mamografía (la)	Mammographie
mancha (la)/ronchas (las)	Fleck, Makula
manchas (las)	Flecken
manguito (el) de presión arterial	Blutdruckmanschette
manía (la)	Manie
maniobras (las) de Leopold	Leopold (Handgriffe)
mano (la)	Hand
marcapasos (el)	Herzschrittmacher
mareo (el)/vértigo (el)	Schwindel
masage (el)	Massage
máscara (la) de oxígeno	Beatmungsmaske
mastodinia (la)	Mastodynie
material extraño	Fremdmaterial
meatos (los) nasales	Nasengänge
medicamento (el)	Medikamente
médico (el) de cabecera, -familia	Hausarzt
medidor (el) de contracciones	CTG (Wehenschreiber)
medio (el) de contraste	Kontrastmittelaufnahme
médula (la) dorsal/médula espinal	Rückenmark
médula (la) oblongada	Medulla oblongata
médula (la) ósea	Knochenmark
mejilla (la)	Wange
melanoma (el)	Melanom
memoria (la)	Gedächtnis
menarca (la)/menarquía (la)	Menarche
meninges (las)	Hirnhäute
meningitis (la)	Meningitis
meningocele (el)	Meningozele
menisco (el)	Meniskus
menopausia (la)	Menopause
menorragia (la)	Menorrhagie
menstruación (la)	Menstruation
mentón (el), barbilla (la)	Kinn
merienda (la)	Nachmittagsimbiss
metacarpo (el)	Mittelhand
metadona (la)	Methadon

metástasis (la)	Metastase
metatarso (el)	Metatarsus
meteorismo (el)	Meteorismus
metrorragia (la)	Methrorrhagie
micción (la)	Miktion
micobacteria (la)	Mykobakterium
micosis (la)	Mykose
miedo (el)	Angst
mielomeningocele (la)	Myelomeningozele
miembro (el) artificial/prótesis (la)	Prothese
migrañas (las)/jaqueca (la)	Migräne
minusvalía (la)	Behinderung
miocarditis (la)	Myokarditis
miope	kurzsichtig
miorrelajante (el)/relajante (el) muscular	Muskelrelaxans
miscible	mischbar
moco (el)/mucus (el)/pus (la)	Schleim
mojado	feucht
mola (la) hidatiforme/vesiculosa	Blasenmole
molestias (las)	Beschwerden
monitorización (la)	Monitoring
monocitos (los)	Monozyten
mononucleosis (la) infecciosa	Mononukleose, infektiöse
mononucleosis (la) infecciosa	Pfeiffer-Drüsenfieber
morboso	krankhaft
mordedura (la)/mordida (la)	Biss
mordeduras (las)	Tierbisse
morfinomimético (el)	Morphin-Ersatzmittel
morgue (la)	Leichenhalle
movilidad (la)	Beweglichkeit
movilidad (la) del bulbo	Bulbusmotilität
mucosa (la)	Schleimhaut
mucosidad (la)	Eiter
mudo	stumm
muela (la) del juicio	Weisheitszahn
muerto	tot
muestra (la) de excremento/ de heces	Stuhlprobe
muestra (la) de orina	Urinprobe
muletas (las)	Krücken
multípara (la)	Multipara
muñeca (la)	Handgelenk

músculo (el)	Muskel
músculo (el) estirado	Muskelüberdehnung
músculos (los) masticadores	Kaumuskeln
muslo (el)	Oberschenkel
nalgas (las)/trasero (el) /posaderas (las)/asentaderas (las)	Gesäß
narcosis (la)	Narkose
narcótico (el)	Narkotikum
nariz (la)	Nase
náuseas (las)	Übelkeit
necrosis (la)	Gewebsuntergang
necrosis (la)	Nekrose
nefrotóxico	nephrotoxisch
neoplasia (la)/tumoración (la)	Neoplasie
nervio (el)	Nerv
nervio (el) abducens, -motor ocular externo	N. abducens
nervio (el) accesorio, -espinal	N. accessorius
nervio (el) facial	N. facialis
nervio (el) glosofaríngeo	N. glossopharyngeus
nervio (el) hipogloso	N. hypoglossus
nervio (el) oculomotor, – motor ocular común	N. oculomotorius
nervio (el) olfatorio	N. olfactorius
nervio (el) óptico	N. opticus
nervio (el) trigémino	N. trigeminus
nervio (el) troclear, -patético	N. trochlearis
nervio (el) vago, -neumogástrico	N. vagus
nervio (el) vestibulocloclear, – auditivo	N. vestibulocochlearis
nervios (los) cutáneos	Hautnerven
nerviosismo (el)	Nervosität
neumoconiosis (la)/silicosis (la)	Staublunge
neumotórax (el) (espontáneo)	Pneumothorax (Spontan-)
neuralgia (la)	Neuralgie
neurodermitis (la)	Neurodermitis
neurolépticos (los)	Neuroleptika
neurología (la)	Neurologie
neurosis (la)	Neurose

12

neurótico, trastorno (el)	Störung, neurotische
neutrofilos (los)	Neutrophile
nevus (el)	Muttermal, Nävus
nevus (el)	Nävus
nicturia (la)	Nykturie
niño (el)	Kind
nistagmo (el)	Nystagmus
nitroglicerina (la)	Nitro-Spray
nivel (el)	Spiegel (Flüssigkeits-)
nivel (el) de azúcar	Blutzuckerspiegel
nódulos (los)	Knoten (Mammae)
normotenso	normotensiv
nuca (la)	Nacken
nudo (el)	Knoten (Haut)
nudo (el)	Knoten (Nähen)
nuez (la) [de Adán]	Adamsapfel
nulípara (la)	Nullipara
observación (la) preventiva	Vorsorgeuntersu-chung
obstetricia (la)	Geburtshilfe
obstrucción (la)	Obstruktion
occipucio (el)	Hinterkopf
oclusión (la)	Okklusion
ocular	Augen-
oculista (el)	Augenarzt
oftalmología (la)	Augenheilkunde
oído (el)	Ohr
oído (el) interno	Innenohr
oído (el) medio	Mittelohr
ojo (el)	Auge
olfato (el)	Geruch
ombligo (el)	Bauchnabel
omóplato (el)	Schulterblatt
onda (la)	Welle (EKG)
operación (la), in-tervención (la) qui-rúrgica	Operation
operar	operieren
operation (la) by-pass	Bypass-Operation
órbita (la)	Augenhöhle
órganos (los) sexua-les	Geschlechtsorgane
orientación (la)	Orientierung
orina (la)	Urin
orinar	urinieren
orofaringe (la)	Mund-Rachen-Raum
orquitis (la)	Orchitis
ortopedia (la)	Orthopädie
orzuelo (el)	Gerstenkorn
osículo (el)	Knöchelchen
osteosíntesis (la)	Osteosynthese

otitis (la)	Otitis
otorrinolaringología (la)	Hals-Nasen-Ohren-Heilkunde
otoscopia (la)	Ohrenspiegelung
ovarectomía (la)	Ovarektomie
ovario (el)	Eierstock
óvulo (el)	Eizelle
oxígeno (el)	Sauerstoff
oxitócico (el)	Wehenmittel
pabellón (el) de la oreja	Ohrmuschel
paladar (el)	Gaumen
paliativo (el)	palliativ
pálido	bleich
palma (la) de la mano	Handinnenfläche
palpación (la)	Palpation
palpitationes (las)	Herzklopfen
pañales (los)	Windeln
páncreas (el)	Bauchspeicheldrüse
páncreas (el)	Pankreas
pancreatitis (la)	Pankreatitis
pantorrilla (la)	Wade
paperas (las)/paroti-ditis (la) epidémica	Mumps
papila (la)	Sehnervscheibe
parálisis (la)/paresia (la) [flácida, espás-tica]	Lähmung [schlaff, spastisch]
paranoico	wahnhaft
paraplejia (la) (por corte medular)	Querschnittslähmung
parásitos (los)	Parasiten
paratiroideo (el)	Epithelkörperchen
parche (el)	Pflaster
pared (el) abdomi-nal	Bauchdecke
parénquima (la)	Parenchym
pares (los) cra-neales	Hirnnerven
parestesia (la)	Parästhesie
parientes (los)	Verwandte
parietal (el)	Scheitelbein
Parkinson (el)	Parkinson, Morbus
paro (el) cardíaco	Herzstillstand
paro (el) respirato-rio	Atemstillstand
parodontosis (la)	Parodontose
paroxístico	anfallsartig, paroxys-mal
párpado (el)	Augenlid
parto (el)	Geburt
parto (el) prema-turo	Frühgeburt

pasajero	vorübergehend
paso (el)	Gang, Schritt
pastilla (la)/ píldora (la) para dormir	Schlaftablette
pastillas (las)	Tabletten
patas (las) de gallo	Krähenfüße
patología (la)	Pathologie
pecas (ls)	Sommersprossen
pecho (el)	Brust
pediatría (la)	Pädiatrie
peligroso	gefährlich
pelo (el)	Haar
pelvis (la)	Becken
pelvis (la) renal	Nierenbecken
pene (el)	Penis
penetración (la)	Penetration
penicilina (la)	Penicillin
pensamiento (el)	Denken
peor	schlechter
percepción (la)	Wahrnehmung
percusión (la)	Perkussion
pérdida (la) de peso	Gewichtsverlust
perforación (la)	Perforation
perforar	bohren (Zahnarzt)
pericardio (el)	Herzbeutel
pericardio (el)	Perikard
pericarditis (la)	Perikarditis
periférico	peripher
perímetro (el)	Umfang
período (el) latente	Latenzzeit
peristalsis (la)	Peristaltik
peritoneo (el)	Peritoneum
permiso (el)	Erlaubnis, Genehmigung
peroné (el)	Wadenbein
pertubación (la) del afecto/episodio maníaco	affektive Störung/manische Episode
pertubaciones (las) del „yo"	Ich-Störungen
pesado	schwer(gewichtig)
peso (el)	Gewicht
pestaña (la)	Wimpern
peste (la)	Pest
petequias (las)	Petechien
picadura (la) [de insectos]	Stich [Insekten-]
picazón (el)	Juckreiz
picores (los)	Juckreiz
pie (el)	Fuß
piedra (la) del riñón/nefrolitos (los)/cálculo (el) renal	Nierenstein(e)
piel (la)	Haut
pielografía (la) intravenosa	Pyelographie
pielonefritis (la)	Pyelonephritis (la)
pierna (la)	Bein
piernas (las) inquietas	Restless-Leg-Syndrom
pigmentación (la)	Pigmentierung
píldora (la)(anticonceptiva)	Pille (Antikonzeptiva)
„píldora (la) de después"	„Pille danach"
píloro (el)	Pylorus
pinza (la)	Zange
piojos (los)	Läuse
placa (la)	Plaque
placenta (la)	Plazenta
planta (la) del pie	Fußsohle
plasma (el)	Plasma
pleurodesis (la)	Pleurodese
polen (el)	Pollen (Allergie)
poliomielitis (la)	Kinderlähmung
poliomielitis (la)	Poliomyelitis
pólipo (el)	Polyp
pólipos (los) nasales	Polypen
politrauma (el)/trauma (el) multiple	Polytrauma
polvo (el) [alergia (al) polvo]	Staub [-allergie]
polvos (los) de talco	Puder
pomada (la)/crema (la)/ungüento (el)	Salbe
porfiria (la)	Porphyrie
posición (la) fetal, presentación (la) cefálica, presentación (la) de nalgas	Lage (Geburt)
posición (la) lateral de seguridad	Seitenlage, stabile
posmenopáusico	postmenopausal
posnatal	postnatal
posología (la)	Dosierung
posprandial	Postprandial
postoperatorio (el)	postoperativ
postura (la)	Haltung
potasio (el)	Kalium
preeclampsia (la)	Präeklampsie
prematuro (el) [niño (el)]	Frühgeborenes
prepucio (el)/pliegue (el) que cubre el pene	Vorhaut
prescribir, recetar	verschreiben

12

presentación (la) del paciente	Patientenvorstellung
presentación (la) podálica	Beckenendlage
preservativos (los)	Präservativ
presión (la) baja	Hypotonie
presión (la) de la sangre /-sanguínea	Blutdruck
prevención (la)	Vorsorge
privación (la)	Entzug
proceso (el)	Raumforderung
procreación (la)	Fortpflanzung
productor (el) de pus	Eiterherd (pyogen)
profilaxis (la) de la trombosis	Thromboseprophylaxe
prognosis (la)/pronóstico (el)	Prognose
prolapso (el)	Prolaps
próstata (la)	Prostata
protector (el)	schützend, Schutz-
proteínas (las) totales	Gesamteiweiß
provocación (la) de un proceso	Auslösung eines Prozesses
prueba (la)	Probe
prueba (la) de esfuerzo físico	Belastungstest
prueba (la) de funciones hepáticas	Leberwerte
prueba (la) de hepatitis	Hepatitistest
prueba (la) de orina	Urintest
prueba (la) de PAP	Papanicolaou-Test
prueba (la) de sangre	Blutuntersuchung
prueba (la) de SIDA	AIDS-Test
psicoanálisis (el)	Psychoanalyse
psicofármacos (los)	Psychopharmaka
psicoléptico (el)/calmante(el) del sistema nervioso	Neuroleptikum
psicosíndrome (el) orgánico	organisches Psychosyndrom
psicosíndrome orgánico	Psychosyndrom, organisches
psicosis (la)	Psychose
psicoterapia (la)	Psychotherapie
psiquiatría (la)	Psychiatrie
psoriasis (la)	Psoriasis/Schuppenflechte
psoriasis (la)	Schuppenflechte
ptisis (la)	Ptose
pubertad (la)	Pubertät
pubis (el)	Schambein

puerperio (el)	Wochenbett
pulgar (el)	Daumen
pulgas (las)	Flöhe
pulmón (el)	Lunge
pulmonía (la)/neumonía (la)	Pneumonie
pulso (el)	Puls
punción (la) lumbar	Lumbalpunktion
puño (el)	Faust
puntadas (las)	Naht/Fäden
puntos (los)	Naht/Fäden
puntos (los) de salida de los nervios	Nervenaustrittspunkte
punzadas (las)	Schmerz, stechender
pupila (la)/niña (la) del ojo	Pupille
pústula (la)	Pustel
queloide (el)	Keloid
quemadura (la)	Brandwunde
quemadura (la)	Verbrennung
quemadura (la) de sol	Sonnenbrand
Quick [valor (el)]	Quick
quijada (la)	Kiefer (Unter-, Ober)
quimioterapia (la)	Chemotherapie
quirófano (el)	OP, Operationssaal
quiste (el)	Zyste
rabia (la)	Tollwut
radio (el)	Speiche
radiografía (la)/placa (la) radiográfica	Röntgenbild
radioterapia (la)	Strahlentherapie
raquianestesia (la)	Spinalanästhesie
raquitismo (el)	Rachitis
rascarse	kratzen
rasguño (el)	Kratzwunde
rasguño (el)	Schramme
raspado (el)/legrado (el)	Ausschabung
rayos (los) X	Röntgen
reacción (la) de rechazo [en un trasplante de órganos]	Abstoßungsreaktion [bei Transplantation]
reanimación (la) cardiopulmonar [RCP]	Wiederbelebung
reanimación (la)/resucitación (la)	Reanimation
reborde (el) costal	Rippenbogen
recaída (la)	Rückfall
receta (la)	Rezept
recidiva (la)	Rezidiv
recien nacido	Neugeborenes

reconocimiento (el) de control /chequeo	Kontrolluntersuchung	rotura (la)	Ruptur
recto (el)	Rektum	rotura (la) de fibra muscular	Muskelfaserriss
rectoscopio (el)	Rektoskop	rotura (la) de ligamento	Bänderriss
rectosigmoidoscopia (la)	Rektosigmoidoskopie	rubéola (la)	Röteln
reflejo (el)	Reflex	ruidos (los)	Geräusche
reflejo (el) [de Babinski]	Babinski-Reflex	ruidos (los) abdominales	Darmgeräusche
reflejos (los) de las pupilas	Pupillenreflex	ruidos (los) circulatorios	Strömungsgeräusche
reflujo (el), vesiculoureteral (el)	Reflux, vesikoureteraler	ruidos (los) respirata	Nebengeräusche
regla (la)	Periode	sacar/quitar los puntos	Faden ziehen
regresar	zurückkehren	sacro (el)	Kreuzbein
regurgitación (la)	Regurgitation	sala (la) de partos	Gebärsaal
relaciones (las) sexuales	Geschlechtsverkehr	sala (la) de partos	Kreißsaal
repentino	unerwartet	salicismo (el)	Salizylatvergiftung
resección (la)	Resektion	saliva (la)	Speichel
resistencia (la)	Resistenz	salivación (la)	Speichelfluss
respiración (la)	Atmung	salmonelosis (la)	Salmonellose
respiración (la) artificial	Beatmung, künstliche	salpingitis (la)	Eileiterentzündung
respirar	atmen	salpullido (el)	Hautbläschen
resultados (los)	Ergebnisse	sangre (la)	Blut
retención (la) urinaria	Harnverhalt	sangria (la)	Aderlass
reticulocitos (los)	Retikulozyten	sarampión (el)	Masern
retina (la)	Netzhaut	sarcoidosis (la)	Sarkoidose
retinoblastoma (el)	Retinoblastom	sarna (la)	Krätze
retortijones (los)	Bauchkrämpfe	sarro (el)	Zahnbelag/Zahnstein
retracciones (las)	Einziehungen (bei Dyspnoe)	sarro (el)	Zahnstein
		seco	trocken
retracciones (las)	Einziehungen (Mammae)	secreción (la)	Sekret
		secreto (el) profesional médico	Schweigepflicht, ärztliche
retraso (el) mental	Lernbehinderung	secuela (la)	Folgeerscheinung
reuma (el)	Rheuma	sed (la)	Durst
reumatismo (el)	Rheumatismus	sedante (el)	Sedativum
rigidez (la) muscular	Muskelverspannung	sedimentación (la) de la sangre	Blutsenkung
rigor (el)	Rigor	sedimento (el) urinario	Urinsediment
rinofaringitis (la)	Nasen-Rachen-Entzündung	segmentados (los)	Segmentkernige
		segregación (la) de absceso	Abszessspaltung
riñón (el)	Niere		
ritmo (el)	Rhythmus	seguridad (la) social	Sozialversicherung
rodilla (la)	Knie	seguro (el) médico	Krankenversicherung
ronco	heiser	senilidad (la)	Senilität
ronquera (la)	Heiserkeit	seno (el) costal	Zwerchfellsinus
ronquido (el)	Schnarchen	senos (los)	Brüste
ronquidos (los)/roncos (los)	Brummen	sensación (la)	Empfinden, Gefühl
		sensibilidad (la)	Sensibilität
rótula (la)	Kniescheibe	sepsis (la)	Sepsis
rotura (la)	Riss		

12

serio	Ernst
serpiente (la)	Schlange
seudotumor (el)	Pseudotumor
severo	schwer, fulminant
shock (el)	Schock
shunt (derecha-izquierda, izquierda-derecha)	Shunt (rechts-links, links-rechts)
SIDA (el) [síndrome (el) de la inmonodeficiencia adquirida]	AIDS
sien (la)	Schläfenbein
sifilis (la)	Syphilis
sifilítico, luético	syphilitisch
sigma (el), colon (el) sigmoideo	Sigma
signos (los) flogóticos	Entzündungszeichen
silbidos (los)	Pfeifen
silicosis (la)	Silikose
silla (la) de ruedas	Rollstuhl
sin fuerza	kraftlos
sin retorno	rezidivfrei
sincope (el)	Synkope
sindrome (el) compartimental	Kompartmentsyndrom
síndrome (el) de abstinencia con delirio	Alkohol-Entzugssyndrom mit Delir
síndrome (el) de dependencia	Abhängigkeitssyndrom
síndrome (el) de Down	Down-Syndrom
sínfisis (la) púbica	Schambeinfuge
síntomas (los) de obsesión	Zwangssymptome
síntomas (los)[síndrome (el)] de abstinencia	Entzugssymptome
sintomatología (la) B	B-Symptomatik
sistema (el) cardiovascular	Herz-Kreislauf-System
sistema (el) nervioso central (SNC)	Zentrales Nervensystem (ZNS)
sistema (el) nervioso periférico (SNP)	Peripheres Nervensystem (PNS)
sístole (la)	Systole
sobaco (el)/axila (la)	Achselhöhle
sobredosis (la)	Überdosis
sobrepeso (el)	Übergewicht
socorro (el)	Hilfe! (Notfall)
sodio (el)	Natrium
solitaria (la)/tenia (la)	Bandwurm
sombras (las) de ultrasonidos	Schallschatten
somnífero (el)/soporífico (el)	Schlafmittel
somnoliento	somnolent
sonda (la)	Sonde
sonda (la) en la vejiga	Blasenkatheter
sonidos (los) respiratorios	Atemgeräusche
sonografia (la)	Sonographie
soplo (el) del corazón	Herzgeräusch
soporoso	soporös
sordera (la)	Taubheit
sordo	taub
standard (el) de tórax	Standard (Röntgenthorax)
súbito	plötzlich
sudar	schwitzen
sudor (el)	Schweiß
sudor (el) nocturno/sudoración (la)	Nachtschweiß
sueño (el)	Schlaf
suero (cl)	Serum
suicidio (el)	Suizid
supositorio (el)	Zäpfchen
supositorio (el) vaginal	Vaginalzäpfchen
supuración (la)	Eiterung
sustancias (las) teratógenas	teratogen
sutura (la)	Naht
tabique (el) nasal	Nasenscheidewand
talamo (el)	Thalamus
tallo- (el)/pendículo (el) pituitario la hipófisis	Hypophysenstiel
talón (el)	Ferse
tamaño (el) de las pupilas	Pupillenweite
tamponamiento (el) del pericardio	Herzbeuteltamponade
tampones (los)	Tampons
tapón (el)	Tamponade
taponar	tamponieren
taquiarritmia (la)	Tachyarrhythmie
taquicardia (la)	Tachykardie
tardío	fortgeschritten
tarjeta (la) del seguro médico	Versicherungskarte
tarso (el)	Fußwurzelknochen

tartamudez (la)/tartamudeo (el)	Stottern
tejido (el)	Gewebe
temblor (el)/tremor (el)	Tremor
tendón (el) de Aquiles	Achillessehne
tendón (el)	Sehne
tener estreñimiento	Verstopfung
tensión (la)	Spannung
terapia (la)	Therapie
terapia (la) de conducta	Verhaltenstherapie
testículo (el)	Hoden
tetania (la)	Tetanie
tetanos (el)	Tetanus
tetraplejia (la)	Tetraplegie
tez (la) [de la cara]	Gesichtshaut
tibia (la)	Schienbein
tiempo (el) de sangría	Blutungszeit
tiempo (el) de trombina	Thrombinzeit
tiempo (el) de tromboplastina parcial (TTP)	Thromboplastinzeit, partielle
tifus (el) abdominal	Thyphus abdominalis
timo (el)	Thymus
tímpano (el)	Trommelfell
tiña (la) podal/pie (el) de atleta	Fußpilz
tiras (las) [test de azúcar)	Streifen [Zuckertest]
tiritas (las)	Pflaster
tobillo (el)	Fußknöchel
tolerancia (la)	Verträglichkeit
tomar	einnehmen, nehmen
tono (el) esfinteriano	Sphinktertonus
tono(el) muscular, hipotonía	Muskeltonus, niedriger
tonos (los)	Herztöne
tórax (el)	Thorax
tortícolis (la)	Torticollis
tos (la) [perruna]	Husten [bellender]
tos (la) ferina	Keuchhusten/Pertussis
toser	husten
toxicomanía (la)	Drogen-, Rauschgiftsucht
toxoplasmosis (la)	Toxoplasmose
trabajador (el) social	Sozialarbeiter
tracto (el) genitourinario	Urogenitaltrakt
traductor (el)	Übersetzer
tragar	schlucken
tranquilizantes (los)	Beruhigungsmittel (Tranquilizer)
tranquilizantes (los)	Tranquilizer
transferencia (la)	Übertragung, Transmission
transfusión (la) de sangre	Bluttransfusion
transito (el) intestino	Magen-Darm-Passage
transplante (el)	Transplantation
tráquea (la)	Luftröhre
trastorno (el)	Störung
trastorno (el) de la alimentación	Essstörung
trastorno (el) de la personalidad de tipo „Borderline"	Persönlichkeitsstörung vom Borderline-Typ
trastorno (el) de tipo Borderline	Borderline-Störung
trastorno (el) obsesivo	Zwangsstörung
tratamiento (el)	Behandlung
trauma (el)	Trauma
traumatismo (el) abdominal	Bauchtrauma
traumatismo (el) cerebral	Schädelhirntrauma (SHT)
traumatología (la)	Traumatologie
tricomonas (las)	Trichomonas
triglicéridos (los)	Triglyceride
trombo (el)	Thrombus
trombocitos (los)	Thrombozyten
tromboembolismo (el)	Thromboembolie
trombosis (la)	Thrombose
trompa (la) de Eustaquio	Eustachische Röhre
trompas (las) [de falopio]	Eileiter
tronco (el)	Rumpf
tronco (el) encefalico	Hirnstamm
tubérculo (el)	Papel
tuberculosis (la)/tisis (la)	Tuberkulose
tuberosidad (la)	Höcker (Tuber)
tubo (el)	Schlauch
tubo (el) de mayo	Guedeltubus
tubo (el) endotraqueal	Endotrachealtubus
tumor (el)	Tumor
tumor (el) benigno (maligno)	Geschwulst, gutartig (bösartig)

12

tumor (el) nocivo/maligno	bösartiger Tumor
turno (el) nocturno	Nachtdienst
úlcera (la)	Magenulkus
úlcera (la)	Ulkus
ultrasonido (el)	Ultraschall
uñas (las)	Nagel
uñas (las) de reloj	Uhrglasnägel
uñero (el)	Unguis incarnatus
unidad (la) de asistencia	Station
urea (la)	Harnstoff
uréter (el)	Harnleiter
uretra (la)	Harnröhre
urgencia (la)	Notfall
urografia (la)	Pyelogramm
urticaria (la)	Urtikaria
útero (el), matriz (la)	Gebärmutter
vacuna (la)	Impfung
vacuna (la) antirrábica	Tollwut-Impfung
vagina (la)	Vagina
válvula (la)	Klappe
válvula (la)cardíaca	Herzklappe
varicela (la)	Windpocken
variola (la)/viruela (la)	Pocken
variz (la), varices (las)	Varizen
vasos (los) sanguíneos	Blutgefäße
vejiga (la) urinaria	Blase (Urogenitaltrakt)
vello (el) púbico	Schambehaarung
vena (la)	Vene
venas (las) varicosas/variz (la)	Krampfadern
venas (las) yugulares	Halsvene
vendaje (el)	Verband
vendajes (los)	Verbandsmaterial
veneno (el)	Gift

venenoso	giftig
venéreo	Geschlechts-
venografía (la)	Venektomie
venotomía (la)	Venotomie
ventanas (las) de la nariz/agujeros (los) de la nariz	Nasenlöcher
ventrículo (el) del corazón	Herzkammer
verruga (la)	Warze
vértebra (la)	Wirbel
vértebra (la) lumbar	Lendenwirbel
vesícula (la) biliar	Gallenblase
vesícula (la) seminal	Samenbläschen
vía (la) oral/por boca (la)	per os
vías (las) aéreas	Luftwege
VIH	HIV
violación (la)	Vergewaltigung
visión (la)	Sehvermögen
visión (la) bizca	Schielen
vista (la) corta/miopía	Kurzsichtigkeit
visus (el)	Visus
vivo	lebendig
vomitar	erbrechen
vómitos (los)	Erbrechen
VSG (velocidad (la) de sedimentación globular, eritrocitaria)	BSG
vulva (la)	Vulva
yatrogeno	iatrogen
yeso (el)/escayola (la)	Gips(verband)
yeyuno (el)	Jejunum
yodo (el)	Jod
zoster (el)/herpes (el)/zona (la)	Gürtelrose
zumbidos (los) en los oídos	Ohrensausen

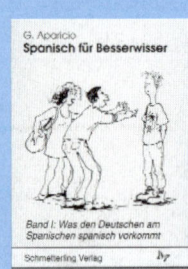
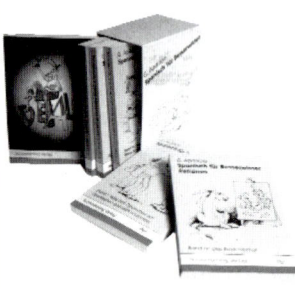
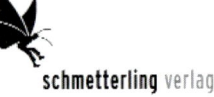